UICC International Union Against Cancer
Union Internationale Contre le Cancer

TNM

Klassifikation der malignen Tumoren

Dritte, überarbeitete und erweiterte Auflage

Springer-Verlag
Berlin Heidelberg New York 1979

Die englische Version wurde von Michael Harmer unter dem Titel „TNM Classification of Malignant Tumors, 3rd Edition, 1978" herausgegeben.

ISBN-13:978-3-540-09024-3   e-ISBN-13:978-3-642-81278-1
DOI: 10.1007/978-3-642-81278-1

CIP-Kurztitelaufnahme der Deutschen Bibliothek. *TNM* : Klassifikation d. malignen Tumoren / UICC, Internat. Union against Cancer. – 3., überarb. u. erw. Aufl. – Berlin, Heidelberg, New York : Springer, 1979.
NE: International Union against Cancer

2123/3140-543210

VORWORT
ZUR DEUTSCHEN ÜBERSETZUNG
DER DRITTEN AUFLAGE

Die 3. Auflage stellt eine wesentliche Erweiterung des Klassifikationsbereiches dar. Sie ist das Ergebnis einer intensiven Zusammenarbeit internationaler und nationaler Organisationen und Expertengruppen. Eine Vielzahl von methodisch wie statistisch fundierten, während der 10jährigen Erprobungsphase dem UICC Committee vorgelegten Vorschlägen fand darin Berücksichtigung. Die hiermit geschaffene Grundlage garantiert der jetzigen Fassung des TNM-Systems allgemeine Gültigkeit, einheitliche Anwendung und ein Mindestbestehen über ein Jahrzehnt.

Durch die Übersetzung der 2. Auflage hat das TNM-System im deutschen Sprachraum breiten Eingang gefunden. Es war daher für das Deutschsprachige TNM-Komitee eine selbstverständliche Aufgabe, die 3. deutsche Auflage gleichzeitig mit der englischen Fassung herauszubringen.

Wie auch schon in der vorigen Auflage, werden anhangsweise die Kap. „Feldstudien", „Darstellung der Endergebnisse" und „Statistische Behandlung von Überlebenszeiten" angefügt. Für die Neufassung des letzteren sind wir Herrn Dr. J. Wahrendorf, Heidelberg, dankbar.

Für die gediegene Ausstattung und das termingerechte Erscheinen des Büchleins sei dem Springer-Verlag gedankt.

Im Auftrag des
Deutschsprachigen TNM-Komitees

B. Spiessl
O. Scheibe
G. Wagner

INHALTSVERZEICHNIS

GESCHICHTE DES TNM-SYSTEMS

Das TNM-System zur Klassifikation der malignen Tumoren wurde von P. Denoix (Frankreich) in den Jahren 1943 – 1952 [1] entwickelt.

1950 bestellte die UICC ein *Committee on Tumour Nomenclature and Statistics.* Dieses Komitee machte sich für die Klassifizierung der klinischen Stadien die allgemeinen Definitionen der lokalen Ausdehnung maligner Tumoren zu eigen, wie sie vom Subcommittee on the Registration of Cases of Cancer as well as their Statistical Presentation der WHO zur Registrierung von Krebserkrankungen und ihrer statistischen Erfassung [2] vorgeschlagen wurden.

1953 fand ein gemeinsames Treffen dieses Komitees und der International Commission on Stage-Grouping in Cancer and Presentation of the Results of Treatment of Cancer statt, das vom Internationalen Radiologen-Kongreß veranstaltet wurde. Man einigte sich dabei auf eine allgemeine Methode der Klassifikation nach anatomischer Ausdehnung der Erkrankung auf der Basis des TNM-Systems.

1954 gründete die Forschungskommission der UICC ein eigenes *Committee on Clinical Stage Classification and Applied Statistics,* um „. . . die Studien auf diesem Gebiet fortzusetzen und die allgemeine Methode der Klassifizierung auf Krebserkrankungen aller Körperregionen auszudehnen".

Im Jahre 1958 veröffentlichte das Komitee seine ersten Empfehlungen für die klinische Stadieneinteilung des Brust- und Larynxkrebses und für die Veröffentlichung der

---

[1] Denoix, P. F.: Bull. Int. Nat. Hyg. (Paris) *1*, 69 (1944) und *52*, 82 (1944 – 1945).

[2] WHO Technical Report Series, Nr. *53*, Juli 1952, S. 47 – 48.

Behandlungsergebnisse [3]. Eine zweite Veröffentlichung im
Jahre 1959 enthielt revidierte Vorschläge für die Klassifikation des Brustkrebses, deren klinische Anwendung und
die Auswertung einer 5-Jahres-Periode (1960 – 1964) [4].

Das Komitee veröffentlichte im Zeitraum von
1960 – 1967 neun Broschüren, in denen die Klassifikation
für 23 verschiedene Körperregionen beschrieben wurde. Es
empfahl, die vorgeschlagene Klassifizierung einer jeden
Region einer 5jährigen prospektiven oder retrospektiven
Erprobungsphase zu unterziehen.

1968 wurden diese Broschüren in einer Broschüre zusammengefaßt, dem „Livre de Poche". Ein Jahr später erschien ein Ergänzungsband mit Empfehlungen für die
Durchführung von Feldstudien, für die Veröffentlichung
der Endergebnisse und für die Bestimmung bzw. Darstellung von Überlebensraten. Das „Livre de Poche" wurde
nach und nach in 11 Sprachen übersetzt.

1974 erschien die 2. Auflage mit Klassifikationen neuer
Regionen und Verbesserungen früher veröffentlichter
Klassifikationen.

Nationale Komitees und internationale Organisationen
interessieren sich immer mehr für das TNM-System. Sie
sind in diesem Band mit ihren Abkürzungen zitiert:

AJC   – American Joint Committee for Cancer Staging
          and End Results Reporting
CNC   – Canadian National TNM Committee
DSK   – Deutschsprachiges TNM-Komitee
EORTC – European Organisation for Research on Treat-
          ment of Cancer

---

[3] International Union Against Cancer (UICC), Committee on Clinical Stage Classification and Applied Statistics: Clinical Stage
Classification and Presentation of Results, Malignant Tumours
of the Breast and Larynx, Paris 1958.

[4] International Union Against Cancer (UICC), Committee on
Stage Classification and Applied Statistics: Clinical Stage Classification and Presentation of Results, Malignant Tumours of
the Breast, Paris 1959.

FIGO – Fédération Internationale de Gynécologie et d'Obstétrique

ICPR – International Commission on Stage Grouping in Cancer and the Presentation of Results of the International Society of Radiology

JJC – Japanese Joint Committee

SIOP – Société Internationale d'Oncologie Pédiatrique

Die in dieser Ausgabe beschriebenen 28 Klassifikationen von Tumoren verschiedener Lokalisation wurden von den nationalen Komitees (CNC, DSK, ICPR, JJC) anerkannt. Das AJC hat generell seine Zustimmung zu allen Klassifikationen gegeben, bei denen nicht eine signifikante Abweichung von den im „Manual for Staging of Cancer, 1977" enthaltenen Empfehlungen des AJC vorliegt.

Die UICC ist sich bewußt, daß viele Kliniker der Meinung sind, die Klassifikation sollte nur dann geändert werden, wenn dies unvermeidlich erscheint. Deshalb soll die in diesem Buch veröffentlichte Klassifikation wenigstens während 10 Jahren unverändert bleiben, wenn nicht bedeutende Fortschritte in Diagnose oder Behandlung – bezogen auf einen bestimmten Organtumor – die jetzige Klassifikation als nicht mehr anwendbar erscheinen lassen.

Der Aufbau und die Weiterentwicklung eines allgemein anerkannten Klassifikationssystems können nur auf der Basis engster Zusammenarbeit aller nationalen und internationalen Komitees gelingen. Nur so ist zu erreichen, daß Onkologen beim Vergleich ihres klinischen Materials und ihrer Behandlungsresultate eine einheitliche Sprache sprechen. Nach wie vor bemüht sich die UICC um allgemeine Zustimmung zur Klassifikation der anatomischen Ausbreitung der Erkrankung.

Mitglieder der internationalen UICC Comittees, die sich mit dem TNM-System der klinischen Klassifikation befaßt haben

1950 bestellte die UICC ein *Committee on Tumour Nomenclature and Statistics.* 1954 wurde dieses Komitee in

Committee on Clinical Stage Classification and Applied Statistics umbenannt; seit 1966 nennt es sich *Committee on TNM Classification.*

Mitglieder dieses Komitees zwischen 1950 und 1978:

Anderson, W. A. D.	USA
Baclesse, F.	Frankreich
Barajas-Vallejo, E.	Mexico
Bucalossi, P.	Italien
Copeland, M. M.	USA
Costachel, O.	Rumänien
Denoix, P.	Frankreich
Fischer, A. W.	Deutschland
Gentil, F.	Brasilien
Hamperl, H.	Deutschland
Harmer, M. H.	England
Hayat, M.	Frankreich
Hultberg, S.	Schweden
Imai, T.	Japan
Ishikawa, S.	Japan
Junqueira, A. C. C.	Brasilien
Kottmeier, H. L.	Schweden
Koszarowski, T.	Polen
Lima-Basto, E.	Portugal
Logan, W. P. D.	England
McWhirter, R.	England
Perazzo, D. I.	Argentinien
Perez-Modrego, S.	Spanien
Perry, I. H.	USA
Rakov, A. I.	UdSSR
Roxo-Nobre, M. O.	Brasilien
Sellers, A. H.	Kanada
Spiessl, B.	Schweiz
Van der Werf-Messing, B.	Niederlande
Wagner, R. I.	UdSSR
Watson, T. A.	Kanada

Mitglieder des Deutschsprachigen TNM-Komitees (DSK)

Bokelmann, D.	(Chirurgie)
Gögler, E.	(Chirurgie)
Ott, G.	(Chirurgie)
Scheibe, O.	(Chirurgie)
Heite, H. J.	(Dermatologie)
Proppe, A.	(Dermatologie)
Wagner, G.	(Dokumentation/Statistik)
Stoll, P.	(Gynäkologie)
Susemihl, D.	(Gynäkologie)
Dold, U.	(Innere Medizin)
Daum, R.	(Kinderchirurgie)
Spiessl, B.	(Mund- und Kieferchirurgie)
Piotrowski, W.	(Neurochirurgie)
Karrer, K.	(Onkologie)
Schwab, W.	(Oto-Rhino-Laryngologie)
Baumann, R. P.	(Pathologie)
Seifert, G.	(Pathologie)
Arnal, M. L.	(Radiologie)
Vogt-Moykopf, J.	(Thoraxchirurgie)

Die Klassifikationen
der 3. Auflage gelten
ab 1. 1. 1979

EINLEITUNG

Prinzipien des TNM-Systems

Aus der Erfahrung, daß Überlebens- und offensichtliche Heilungsraten bei lokalisierter Krebserkrankung höher liegen als bei Ausbreitung über das Ursprungsorgan hinaus, entstand das Bedürfnis, den Ausdehnungsbefund in Gruppen oder Stadien einzuteilen. Diese Gruppen wurden häufig als „Früh-" bzw. „Spätfälle" bezeichnet, worin ein zeitlicher Fortschritt zum Ausdruck kommt. In Wirklichkeit kann das Stadium der Erkrankung zum Zeitpunkt der Diagnosestellung nicht nur die Wachstumsrate und die Ausdehnung des Neoplasmas widerspiegeln, sondern auch die Art des Tumors und die Tumor-Wirt-Beziehung.

Die Einteilung des Krebses nach Stadien ist Tradition und zur Analyse mancher Patientengruppe nicht zu umgehen. Nach Meinung der UICC ist eine Einigung in der genauen Beschreibung der Tumorausdehnung bei jeder Körperregion wünschenswert, da die genaue klinische Beschreibung und Klassifizierung maligner Neoplasmen mehreren Zielen dient.

Diese Ziele sind:

1. Dem Kliniker bei der Behandlungsstrategie zu helfen.
2. Hinweise auf die Prognose zu geben.
3. Zur Auswertung der Behandlungsergebnisse beizutragen.
4. Den Informationsaustausch zwischen Behandlungszentren zu erleichtern.
5. Zur kontinuierlichen Erforschung der menschlichen Krebserkrankungen beizutragen.

Der Hauptzweck jedoch, der mit einer internationalen Einigung über die Klassifizierung der Ausdehnung von Krebserkrankungen verfolgt wird, besteht darin, eine Me-

thode zu finden, die es erlaubt, unsere klinischen Erfahrungen anderen auf eindeutige Weise mitzuteilen. Man
könnte viele Grunddaten und Befunde klassifizieren, z. B.
anatomische Region und klinische Ausdehnung der Erkrankung aufgrund der klinischen Untersuchung, anamne-
stische Dauer der Symptome und Symptomatik, Geschlecht und Alter des Patienten, histologischer Befund
und Differenzierungsgrad etc. Alle diese Grunddaten und
Befunde repräsentieren Variable, von denen wir wissen,
daß sie einen Einfluß auf die weitere Entwicklung der Erkrankung haben. Die UICC richtet ihre Aufmerksamkeit
einzig auf die Klassifikation der klinischen Ausdehnung
der Erkrankung.

Der Kliniker hat vordringlich die Prognose zu beurteilen
und eine Entscheidung hinsichtlich der wirkungsvollsten
Behandlung zu treffen. Diese Entscheidung kann er vor al-
lem aufgrund der genauen Beschreibung der anatomischen
Ausdehnung der Erkrankung treffen. Der Trend heißt:
weg von der Stadiengruppierung („Staging") und hin zu
einer sinnvollen Befundbeschreibung, die später eine gewisse Zusammenfassung in bestimmte Gruppen nicht aus-
schließt.

Um die genannten Anforderungen zu erfüllen, brauchen
wir ein Klassifikationssystem

1. dessen grundlegende Prinzipien auf alle Körperregionen
   ungeachtet der Behandlung anwendbar sind und
2. das spätere Informationen zur Befundergänzung, die erst
   durch histopathologische Untersuchung oder chirurgische Eingriffe erhältlich sind, zuläßt.

Das TNM-System entspricht diesen Erfordernissen.

Allgemeine Regeln des TNM-Systems
(General Rules)

Das TNM-System zur Beschreibung der anatomischen Ausdehnung der Erkrankung beruht auf der Feststellung von:

T – Ausdehnung des Primärtumors
N – Zustand der regionären Lymphknoten (in gewissen Körperregionen auch der juxta-regionären Lymphknoten)
M – Fehlen bzw. Vorhandensein von Fernmetastasen

Durch Hinzufügung von Zahlen zu diesen 3 Komponenten (T0, T1, T2, T3, T4 – N0, N1, N2, N3, N4 – M0, M1) wird das Ausmaß der malignen Erkrankung angezeigt.

Weitere Symbole werden für spezielle Zwecke verwendet. Praktisch bedeutet das System eine Art „Kurzschrift" zur Beschreibung der klinischen Ausdehnung eines malignen Tumors.

Nachstehend werden die **Grundregeln** beschrieben, die sich auf alle Körperregionen anwenden lassen:

1. In allen Fällen ist eine Bestätigung der Malignität durch histologische Untersuchung Voraussetzung. Alle nicht auf diese Weise bestätigten Fälle müssen gesondert aufgeführt werden.

2. Für jede Lokalisation sind 2 Klassifikationen möglich:

a) **Prätherapeutische klinische Klassifikation: TNM**
   Sie basiert auf dem erhobenen Befund, der bis zum Entschluß zur endgültigen Behandlung abgeschlossen wurde (= prätherapeutischer Befund). Die Befunderhebung basiert auf klinischen, radiologischen und endoskopischen und anderen relevanten Untersuchungen. In einigen Fällen kann sie ergänzt werden durch die chirurgische Exploration vorgängig der definitiven Behandlung.

b) Postoperative histopathologische Klassifikation: pTNM
Bei dieser Klassifikation wird der vor der Entscheidung
zur endgültigen Behandlung festgestellte Befund ergänzt oder abgeändert durch Erkenntnisse, die beim definitiven chirurgischen Eingriff und durch die histopathologische Untersuchung des therapeutisch entfernten
Resektionspräparates gewonnen wurden.
Wenn dem definitiven chirurgischen Eingriff eine andere Behandlungsart vorausgegangen ist, wird dies durch
das Präfix y gekennzeichnet (s. S. 9).

3. Die TNM-Kategorien müssen, einmal festgesetzt, unverändert bleiben.

4. Zur klinischen Befunderhebung können die verschie-
densten Untersuchungen erforderlich sein. Es ist zweckmäßig, bei der Klassifikation zwischen Untersuchungen
zu unterscheiden, die unerläßlich sind, und solchen, die
zu einer Verfeinerung der Befundung der Krankheitsausdehnung führen. Für jede Körperregion gibt es Minimalerfordernisse zur Erfassung des Primärtumors, der
regionären, gegebenenfalls juxtaregionären Lymphknoten und der Fernmetastasen, sofern sie zur Aufstel-
lung der prätherapeutisch-klinischen TNM-Klassifikation anwendbar sind.

5. Nach Festlegung der T-, N- und M-Kategorien, entsprechend dem Ausdehnungsgrad der Erkrankung,
können diese in klinische Stadien gruppiert werden.

6. Wenngleich das TNM-System als Dualklassifikation
entwickelt worden ist, so ist für die Auswertung und
Veröffentlichung der Behandlungsresultate doch die
prätherapeutische klinische Klassifikation wichtiger als
die postoperative.

7. Bestehen Zweifel bei der Festlegung der TNM-Kategorien, so soll gegebenenfalls die nächst niedrigere Kategorie gewählt werden (z. B. T1 statt T2).

Anatomische Regionen und Bezirke

Die in dieser Broschüre klassifizierten 28 einzelnen Regionen bzw. Bezirke umfassen die meisten Arten von Krebserkrankungen. Es ist beabsichtigt, alle Regionen auf international akzeptable Weise zu klassifizieren. Die Regionen sind nach der Internationalen Klassifikation der Krankheiten für die Onkologie (ICD-O, World Health Organization, 1976) definiert.

Jede Region wird nach einem allgemeinen, festgelegten Schema beschrieben. Die Tumoren sind anatomisch gegliedert (z. B. Kopf und Hals, Verdauungstrakt, gynäkologische Region). Damit ein Spezialist für sein Fachgebiet alle relevanten Informationen zusammenhängend finden kann, sind jedem Abschnitt des Buches die allgemeinen Klassifikationsprinzipien einleitend vorangestellt. Die klassifizierten Regionen jedes Abschnittes sind zusammen mit ihrer ICD-O-Topographie-Nummer angeführt. Wo Klassifikationen seit ihrer ersten Publikation in einer früheren Ausgabe des „Livre de Poche" geändert bzw. ergänzt worden sind, wird eine Erklärung dafür gegeben.

Jede Region bzw. jeder Bezirk wird unter folgenden Gesichtspunkten beschrieben

– Regeln zur Klassifikation mit den Minimalerfordernissen für die Bestimmung der T-, N- und M-Kategorien. Zusätzliche Methoden können angewandt werden, wenn sie die Genauigkeit der Befunderhebung vorgängig der definitiven Behandlung verbessern
– Anatomische Region, Bezirk bzw. Unterbezirk, falls erforderlich
– Definition der regionären und, wo erforderlich, der juxtaregionären Lymphknoten
– Prätherapeutische klinische Klassifikation: *TNM*
– Postoperative histopathologische Klassifikation: *pTNM*
– Stadiengruppierung, wo anwendbar
– Kurzfassung der Klassifikation

Prätherapeutische klinische Klassifikation: TNM

T – Primärtumor

Folgende allgemeine Definitionen werden grundsätzlich angewendet:

Tis Präinvasives Carcinom (Carcinoma in situ)

T0 Keine Evidenz für einen Primärtumor

T1, T2, T3, T4 Evidenz zunehmender Größe und/oder lokaler Ausdehnung des Primärtumors

TX Die Minimalerfordernisse zur Bestimmung des Sitzes oder Ausbreitungsgrades des Primärtumors liegen nicht vor

N – Regionäre Lymphknoten

Folgende allgemeine Definitionen werden grundsätzlich angewendet:

N0 Keine Evidenz für einen Befall regionärer Lymphknoten

N1, N2, N3 Evidenz zunehmenden Befalls regionärer Lymphknoten

N4 Evidenz des Befalls juxta-regionärer Lymphknoten (wo anwendbar)

NX Die Minimalerfordernisse zur Beurteilung der regionären Lymphknoten liegen nicht vor

M – Fernmetastasen

Folgende allgemeine Definitionen werden grundsätzlich angewendet:

M0 Keine Evidenz für Fernmetastasen

M1 Evidenz für Fernmetastasen

Die Kategorie M1 kann wie folgt spezifiziert werden:

Lunge	: PUL	Knochenmark	: MAR
Knochen	: OSS	Pleura	: PLE
Leber	: HEP	Haut	: SKI
Hirn	: BRA	Augen	: EYE
Lymphknoten	: LYM	Andere	: OTH

MX Die Minimalerfordernisse zur Beurteilung des Vorhandenseins von Fernmetastasen liegen nicht vor.

Postoperative histopathologische Klassifikation: pTNM

pT – Primärtumor

Folgende allgemeine Definitionen werden grundsätzlich angewendet:

pTis Präinvasives Carcinom (Carcinoma in situ)
pT0 Keine Evidenz für einen Primärtumor bei histologischer Untersuchung des Resektates
pT1, pT2, pT3, pT4 Evidenz der zunehmenden Ausdehnung des Primärtumors
pTX Die Ausdehnung der Invasion kann weder postoperativ noch histopathologisch bestimmt werden

Bei gewissen Bezirken kann weitere Information über den Primärtumor gewonnen werden:

G – Histopathologisches Grading

G1 Hoher Grad der Differenzierung
G2 Mittlerer Grad der Differenzierung
G3 Geringer Grad der Differenzierung *oder* Entdifferenzierung
GX Differenzierungsgrad kann nicht bestimmt werden

L – Einbruch in das Lymphsystem

L0   Keine Evidenz für Befall der Lymphgefäße
L1   Oberflächliche Lymphgefäße befallen
L2   Tiefe Lymphgefäße befallen
LX   Lymphgefäßbefall kann nicht bestimmt werden

V – Einbruch in die Venen

V0   Keine Evidenz für Tumoreinbruch in die Venen
V1   Die efferenten Venen enthalten Tumor
V2   Die distalen Venen enthalten Tumor
VX   Tumoreinbruch in die Venen kann nicht bestimmt
      werden

pN – Regionäre Lymphknoten

Folgende allgemeine Definitionen werden grundsätzlich
angewendet:

pN0   Keine Evidenz für Befall regionärer Lymphknoten
pN1, pN2, pN3 Evidenz zunehmenden Befalls regionärer
      Lymphknoten
pN4   Evidenz des Befalls juxta-regionärer Lymphknoten
      (wo anwendbar)
pNX   Die Ausdehnung der Invasion kann nicht bestimmt
      werden

pM – Fernmetastasen

Folgende allgemeine Definitionen werden grundsätzlich
angewendet:

pM0   Keine Evidenz für Fernmetastasen
pM1   Evidenz für Fernmetastasen
      pM1 kann wie M1 spezifiziert werden
pMX   Das Vorliegen von Fernmetastasen kann nicht be-
      stimmt werden

Zusätzliche Kennzeichen

Bedeutung des Präfix y

Wenn dem definitiven chirurgischen Eingriff eine andere Methode der Therapie vorausgegangen ist, kann die pTNM-Kategorie durch das Präfix y gekennzeichnet werden. Beispiel: ypT2 pN1 pM0.

Diese Fälle müssen gesondert aufgeführt werden.

Bedeutung des Präfix r

Rezidive können nach dem TNM-System erfaßt werden. Sie müssen jedoch mit dem Präfix r gekennzeichnet werden. Beispiel: rTNM oder rpTNM.

C-Faktor

Wahlweise wird die Anwendung eines flexiblen Systems empfohlen, das die Information anzeigt, die den ermittelten TNM-Kategorien zugrunde liegt. Das als „Diagnosesicherungsgrad" oder C-Faktor [1] bezeichnete System reflektiert die Information, die zu einem bestimmten Zeitpunkt aufgrund entsprechend angewandter diagnostischer Methoden verfügbar ist.

C-Faktor-Kategorien:

C1 Evidenz aufgrund klinischer Untersuchung allein

C2 Evidenz unter Zuhilfenahme spezieller diagnostischer Hilfsmittel

C3 Evidenz allein aufgrund chirurgischer Exploration

C4 Evidenz der Krankheitsausdehnung nach erfolgter definitiver chirurgischer Behandlung, einschließlich der vollständigen Untersuchung des therapeutisch gewonnenen Resektionspräparates

C5 Evidenz aufgrund der Autopsie

---

[1] C = Abkürzung von Certainty.

Beispiel: Der C-Faktor wird hinter die Kategorien T, N und M gesetzt. Ein Fall kann beschrieben werden als: T3C2, N2C1, M0C2.

Die prätherapeutische klinische Klassifikation (TNM) entspricht den verschiedenen Sicherungsgraden C1, C2 und C3, die postoperative histopathologische Klassifikation (pTNM) dem Sicherungsgrad C4. Der Wert der C-Faktor-Klassifizierung liegt darin, daß deren Anwendung kontinuierlich ist (während des Krankheitsverlaufs) und daß bei einem speziellen Fall von Zeit zu Zeit eine Re-Kategorisierung erfolgen kann, wenn sich eine neue Evidenz ergibt. Der Gesamtverlauf der malignen Erkrankung kann so chronologisch dokumentiert und im Computer gespeichert werden.

Stadiengruppierung

Die Anwendung des TNM-Systems gestattet eine genügend präzise Beschreibung und Erfassung der offensichtlich vorhandenen anatomischen Ausdehnung der Erkrankung. Bei der deskriptiven Erfassung stehen 32 TNM-Kategorien zu Verfügung: 4 für T, 4 für N und 2 für M.

Wenn nicht sehr große Fallzahlen vorliegen, ist es notwendig, für die Erstellung von Tabellen und Analysen diese Kategorien in eine brauchbare Anzahl Gruppen von TNM-Stadien zusammenzufassen, und zwar in der Regel in 4 Gruppen.

Die Stadiengruppierung soll so gut wie möglich sichern, daß jede Stadiengruppe mehr oder weniger homogen ist in bezug auf die Überlebensrate und daß die Überlebensraten innerhalb dieser Stadiengruppe kennzeichnend für die jeweilige Krebslokalisation sind.

Kurzfassung der TNM-Definitionen

Die T- und N-Kategorien scheinen a prima vista für manche Regionen sehr ausführlich und mit oft verwirrenden Begriffen beschrieben. Der Benutzer wird jedoch sehr rasch merken, wie notwendig es ist, die Definitionen so genau wie möglich anzuwenden, um alle Eventualitäten hinsichtlich der Ausdehnung des Primärtumors, der Erkennung befallener regionärer Lymphknoten und von Fernmetastasen einzubeziehen. Als Erinnerungshilfe oder Nachschlagemöglichkeit während der klinischen Untersuchung eines Patienten sind am Ende jeder Region die wesentlichsten Unterscheidungskriterien zusammengefaßt. Diese abgekürzte Fassung der Definitionen ist nicht vollständig und will dies auch nicht sein; die ausführlichen Definitionen müssen stets zur Beurteilung herangezogen werden.

KOPF- UND HALSTUMOREN

Einführende Bemerkungen

In diesem Kapitel sind die folgenden, mit den entsprechenden Code-Nummern des ICD-O-Lokalisationsschlüssels versehenen Regionen enthalten:

Lippen (ausschl. Haut der Lippen)	ICD-O 140
Mundhöhle	ICD-O 141 – 145
Oropharynx	ICD-O 146
Nasopharynx	ICD-O 147
Hypopharynx	ICD-O 148
Larynx	ICD-O 161
Schilddrüse	ICD-O 193

Kopf- und Halsregionen wurden zwischen 1954 und 1973 klassifiziert und teilweise ergänzt. Die hier publizierten Klassifikationsregeln wurden von den jeweils namentlich genannten Organisationen gebilligt. Sie werden im Prinzip mindestens für die nächsten 10 Jahre unverändert bleiben (s. Vorwort. S. V).

Die Klassifikationen für Lippe, Mundhöhle und Pharynx basieren auf Feldstudien, die von den „Task Forces on Head and Neck Cancers" des „American Joint Committee" (AJC) und dem Deutsch-Österreichisch-Schweizerischen Arbeitskreis für Tumoren im Kiefer- und Gesichtsbereich durchgeführt und ausgewertet wurden. Die Klassifikation für den Larynx ist seit 1972 nicht verändert worden. Die hier vorgeschlagene Klassifikation der Schilddrüse wird von der European Organisation for Research on Treatment of Cancer (EORTC) empfohlen.

Jede Region wird nach folgendem Schema beschrieben

– Regeln zur Klassifikation mit den Minimalerfordernissen zur Bestimmung der T-, N- und M-Kategorien

Zusätzliche Methoden können angewandt werden, wenn
sie die Genauigkeit der Befunderhebung vorgängig der
definitiven Behandlung verbessern
- Einteilung nach anatomischer Region, Bezirk und
  Unterbezirk (falls erforderlich)
- Definition der regionären Lymphknoten
- Prätherapeutische klinische Klassifikation: *TNM* (s.
  Einleitung: Allgemeine Regeln, S. 6)
- Postoperative histopathologische Klassifikation: *pTNM*
  (s. Einleitung: Allgemeine Regeln, S. 7)
- Stadiengruppierung
- Kurzfassung der Klassifikation

Fernmetastasen
Für alle Regionen können die Kategorien M1 und pM1
wie folgt spezifiziert werden:

Lunge	: PUL	Knochenmark	: MAR
Knochen	: OSS	Pleura	: PLE
Leber	: HEP	Haut	: SKI
Hirn	: BRA	Augen	: EYE
Lymphknoten	: LYM	Andere	: OTH

Zusätzliche Kennzeichen
Gegebenenfalls können bei der Klassifikation die Präfixe
y, r, sowie der C-Faktor angewendet werden (s. Einleitung,
Allgemeine Regeln, S. 9).

Die Ausbreitungsstufen
im Bereich der zervikalen Lymphknoten

Die Ausbreitungsstufe (Level of Involvement) kann therapeutisch wie prognostisch wichtig sein. Obwohl sie z. Z. bei
den Definitionen der N-Kategorien nicht berücksichtigt
ist, wird empfohlen, sie jedesmal anzuführen.

Vier Ausbreitungsstufen werden unterschieden:

1. Ausbreitungsstufe: Tastbare Lymphknoten der Regio submandibularis und submentalis.
2. Ausbreitungsstufe: Tastbare Lymphknoten distal der 1. Stufe mit Beschränkung auf den Bereich der natürlichen Halsfalte oder in Höhe bzw. unterhalb der Incisura thyreoidea (obere jugulare Lymphknotenkette im Carotisdreieck).
3. Ausbreitungsstufe: Tastbare Lymphknoten distal der 2. Stufe mit Beschränkung auf das vordere Halsdreieck einschließlich der Regio sternocleidomastoidea (untere jugulare Lymphknotenkette).
4. Ausbreitungsstufe: Tastbare Lymphknoten distal der 3. Stufe mit Beschränkung auf das hintere Halsdreieck zwischen dem M. sternocleidomastoideus und M. trapezius (Lnn, cervicales superficiales, auch als accessory nodes bezeichnet).

LIPPEN (ICD-O 140)

Klassifiziert 1978
(Anerkannt von CNC, DSK, ICPR, JJC)

Regeln zur Klassifikation

Die Klassifikation gilt nur für Plattenepithelcarcinome im Lippenrot. Histologische Diagnosesicherung ist erforderlich. Histologisch nicht verifizierte Fälle sind gesondert aufzuführen.

Im folgenden werden die Minimalerfordernisse zur Bestimmung der T-, N- und M-Kategorien aufgeführt. Können diese nicht erreicht werden, so werden die Zeichen TX, NX oder MX angewendet.

T-Kategorien: Klinische Untersuchung.
N-Kategorien: Klinische Untersuchung.
M-Kategorien: Klinische Untersuchung sowie Röntgendiagnostik.

Anatomische Bezirke

1. Oberlippe: Lippenrot Oberfläche (140.0)
2. Unterlippe: Lippenrot Oberfläche (140.1)
3. Mundwinkel (140.6)

Anmerkung: Die Schleimhautoberfläche der Lippen gehört zur Mundhöhle (s. Mundschleimhaut, S. 19).

Regionäre Lymphknoten

Als regionäre Lymphknoten gelten die cervicalen Lymphknoten.

Prätherapeutische klinische Klassifikation: TNM

T – Primärtumor

Tis Präinvasives Carcinom (Carcinoma in situ)

T0 Keine Evidenz für einen Primärtumor

T1 Tumor mißt in seiner größten Ausdehnung 2 cm oder weniger (auf Lippe beschränkt)

T2 Tumor mißt in seiner größten Ausdehnung mehr als 2 cm, jedoch nicht mehr als 4 cm (auf Lippe beschränkt)

T3 Tumor mißt in seiner größten Ausdehnung mehr als 4 cm (auf Lippe beschränkt)

T4 Tumor greift auf benachbarte Strukturen über: Knochen, Zunge, Haut usw.

TX Die Minimalerfordernisse zur Bestimmung des Primärtumors liegen nicht vor

N – Regionäre Lymphknoten

N0 Keine Evidenz für einen Befall der regionären Lymphknoten

N1 Bewegliche, homolaterale, regionäre Lymphknoten

N2 Bewegliche, kontralaterale oder bilaterale regionäre Lymphknoten

N3 Fixierte regionäre Lymphknoten

NX Die Minimalerfordernisse zur Beurteilung der regionären Lymphknoten liegen nicht vor

M – Fernmetastasen

M0 Keine Evidenz für Fernmetastasen

M1 Fernmetastasen vorhanden

MX Die Minimalerfordernisse zur Feststellung von Fernmetastasen liegen nicht vor

Postoperative histopathologische Klassifikation: pTNM

pT – Primärtumor

Die pT-Kategorien entsprechen den T-Kategorien.

pN – Regionäre Lymphknoten

Die pN-Kategorien entsprechen den N-Kategorien.

pM – Fernmetastasen

Die pM-Kategorien entsprechen den M-Kategorien.

Stadiengruppierung

Stadium I	T1	N0	M0
Stadium II	T2	N0	M0
Stadium III	T3	N0	M0
	T1, T2, T3	N1	M0
Stadium IV	T4	N0, N1	M0
	jedes T	N2, N3	M0
	jedes T	jedes N	M1

Kurzfassung

	Lippen
T1	≤ 2 cm
T2	>2 cm – 4 cm } auf Lippe beschränkt
T3	>4 cm
T4	Befall benachbarter Strukturen
N1	Homolateral beweglich
N2	Kontra- oder bilateral beweglich
N3	Fixiert

MUNDHÖHLE (ICD-O 141 – 145)

Klassifiziert 1973, bestätigt 1978
(Anerkannt von CNC, DSK, ICPR, JJC)

Regeln zur Klassifikation

Die Klassifikation gilt nur für Carcinome. Histologische Diagnosesicherung ist erforderlich. Histologisch nicht verifizierte Fälle sind gesondert aufzuführen.

Im folgenden werden die Minimalerfordernisse zur Bestimmung der T-, N- und M-Kategorien aufgeführt. Können diese nicht erreicht werden, so werden die Zeichen TX, NX oder MX angewendet.

T-Kategorien: Klinische Untersuchung sowie Röntgendiagnostik.

N-Kategorien: Klinische Untersuchung.

M-Kategorien: Klinische Untersuchung sowie Röntgendiagnostik.

Anatomische Bezirke und Unterbezirke

1. Mundschleimhaut
   a) Schleimhaut der Ober- und Unterlippe (140.3.4)
   b) Wangenschleimhaut (145.0)
   c) Retromolargegend (145.6)
   d) Sulcus buccomandibularis und -maxillaris (145.1)
2. Oberer Alveolarfortsatz und Gingiva (143.0)
3. Unterer Alveolarfortsatz und Gingiva (143.1)
4. Harter Gaumen (145.2)

5. Zunge
   a) Zungenrücken und Zungenrand vor den Papillae
      vallatae (vordere zwei Drittel) (141.1, 141.2)
   b) Zungenunterseite (141.3)
6. Mundboden (144)

Regionäre Lymphknoten

Als regionäre Lymphknoten gelten die cervicalen Lymphknoten.

Prätherapeutische klinische Klassifikation: TNM

T – Primärtumor

Tis Präinvasives Carcinom (Carcinoma in situ)
T0   Keine Evidenz für einen Primärtumor
T1   Tumor mißt in seiner größten Ausdehnung 2 cm oder
     weniger
T2   Tumor mißt in seiner größten Ausdehnung mehr als
     2 cm, aber nicht mehr als 4 cm
T3   Tumor mißt in seiner größten Ausdehnung mehr als
     4 cm
T4   Tumor hat Knochen, Muskel, Haut, Antrum, Hals,
     etc. befallen
TX   Die Minimalerfordernisse zur Bestimmung des Pri-
     märtumors liegen nicht vor

N – Regionäre Lymphknoten

N0   Keine Evidenz für einen Befall der regionären
     Lymphknoten
N1   Bewegliche, homolaterale Lymphknoten
N2   Bewegliche kontralaterale oder bilaterale Lymphkno-
     ten
N3   Fixierte Lymphknoten

NX Die Minimalerfordernisse zur Beurteilung der regionären Lymphknoten liegen nicht vor

M – Fernmetastasen

M0 Keine Evidenz für Fernmetastasen
M1 Fernmetastasen vorhanden
MX Die Minimalerfordernisse zur Feststellung von Fernmetastasen liegen nicht vor

Postoperative histopathologische Klassifikation: pTNM

pT – Primärtumor

Die pT-Kategorien entsprechen den T-Kategorien.

pN – Regionäre Lymphknoten

Die pN-Kategorien entsprechen den N-Kategorien.

pM – Fernmetastasen

Die pM-Kategorien entsprechen den M-Kategorien.

Stadiengruppierung

Stadium I	T1	N0	M0
Stadium II	T2	N0	M0
Stadium III	T3	N0	M0
	T1, T2, T3	N1	M0
Stadium IV	T4	N0, N1	M0
	jedes T	N2 oder N3	M0
	jedes T	jedes N	M1

Kurzfassung

	Mundhöhle
T1	≤ 2 cm
T2	> 2 cm – 4 cm
T3	> 4 cm
T4	Befall von Knochen und Muskel usw.
N1	Homolateral beweglich
N2	Kontra- oder bilateral beweglich
N3	Fixiert

OROPHARYNX (ICD-O 146)
NASOPHARYNX (ICD-O 147)
HYPOPHARYNX (ICD-O 148)

Klassifiziert 1978
(Anerkannt von CNC, DSK, ICPR, JJC)

Die Klassifikation der 3 Pharynx-Regionen von 1962 ist jetzt ersetzt worden.

Regeln zur Klassifikation

Die Klassifikation gilt nur für Carcinome. Die histologische Diagnosesicherung ist erforderlich. Histologisch nicht verifizierte Fälle sind gesondert aufzuführen.

Im folgenden werden die Minimalerfordernisse zur Bestimmung der T-, N- und M-Kategorien aufgeführt. Können diese nicht erreicht werden, so werden die Zeichen TX, NX oder MX angewendet.

T-Kategorien: Klinische Untersuchung, Endoskopie sowie Röntgendiagnostik.
N-Kategorien Klinische Untersuchung.
M-Kategorien: Klinische Untersuchung sowie Röntgendiagnostik.

Anatomische Regionen, Bezirke und Unterbezirke

Oropharynx (146)

Der Oropharynx erstreckt sich vom Übergang vom harten zum weichen Gaumen bis zum Boden der Vallecula.

1. Vorderwand (glosso-epiglottisches Areal)
   a) Zunge hinter den Papillae circumvallatae (Zungen-
      grund oder hinteres Drittel) (141.0)
   b) Vallecula (146.3)
   c) Vordere linguale Epiglottisfläche (146.4)
2. Seitenwand
   a) Tonsillen (146.0)
   b) Tonsillarfurche (146.1) und Gaumenbögen (146.2)
   c) Glosso-Tonsillarfurche
3. Hinterwand (146.7)
4. Obere Wand
   a) Vorderfläche des weichen Gaumens (145.3)
   b) Uvula (145.4)

Nasopharynx (147)

1. Dach und Hinterwand: beginnt auf Höhe des Über-
   gangs zwischen hartem und weichem Gaumen und endet an der Schädelbasis (147.0,1)
2. Seitenwand: schließt die Rosenmüllersche Grube ein
   (147.2)
3. Vorderwand: besteht aus der Rückfläche des weichen
   Gaumens (147.3)

   Anmerkung: Die Grenze der Choanalränder einschließlich des
   hinteren Septumrandes wird zur Nasenhöhle gezählt.

Hypopharynx (148)

1. Pharnygo-ösophageale Grenze (Postcricoid-Bezirk)
   (148.0). Dieser Bezirk liegt hinter dem Larynx. Er erstreckt sich von der Höhe der Aryknorpel mit Verbin-
   dungsfalten bis zum Unterrand des Ringknorpels.
2. Sinus piriformis (148.1): Erstreckt sich von der pharyn-
   goepiglottischen Falte bis zum oberen Ende des Ösophagus. Er wird seitlich vom Schildknorpel und medial
   von der lateralen Oberfläche der aryepiglottischen Falte
   (148.2) sowie von Ary- und Ringknorpel begrenzt.

3. Hypopharynxhinterwand (148.3): Erstreckt sich zwischen der Höhe des Bodens der Vallecula bis zur Höhe der arythenoiden Gelenke.

Regionäre Lymphknoten

Als regionäre Lymphknoten gelten die cervicalen Lymphknoten.

Prätherapeutische klinische Klassifikation: TNM

T – Primärtumor

Oropharynx

Tis   Präinvasives Carcinom (Carcinoma in situ)
T0   Keine Evidenz für einen Primärtumor
T1   Tumor mißt in seiner größten Ausdehnung 2 cm oder weniger
T2   Tumor mißt in seiner größten Ausdehnung mehr als 2 cm, aber nicht mehr als 4 cm
T3   Tumor mißt in seiner größten Ausdehnung mehr als 4 cm
T4   Tumor hat Knochen, Muskel, Haut, Antrum, Hals usw. befallen
TX   Die Minimalerfordernisse zur Bestimmung des Primärtumors liegen nicht vor

Nasopharynx

Tis   Präinvasives Carcinom (Carcinoma in situ)
T0   Keine Evidenz für einen Primärtumor
T1   Tumor auf einen Bezirk beschränkt (einschl. Tumor, der erst durch positive Probeexzision erkannt wurde)
T2   Tumor beschränkt auf zwei Bezirke

T3 Tumor mit Ausdehnung auf die Nasenhöhle *und/*
    oder den Oropharynx
T4 Tumor mit Ausdehnung zur Schädelbasis *und/oder*
    mit Befall der Hirnnerven
TX Die Minimalerfordernisse zur Bestimmung des Pri-
    märtumors liegen nicht vor

Hypopharynx

Tis Präinvasives Carcinom (Carcinoma in situ)
T0   Keine Evidenz für einen Primärtumor
T1   Tumor auf einen Bezirk beschränkt
T2   Tumor mit Ausdehnung auf benachbarten Bezirk
     oder Region, ohne Fixation an den Hemilarynx
T3   Tumor mit Ausdehnung auf benachbarten Bezirk
     oder Region mit Fixation an den Hemilarynx
T4   Tumor mit Ausdehnung auf Knochen, Knorpel oder
     auf Weichteile
TX   Die Minimalerfordernisse zur Bestimmung des Pri-
     märtumors liegen nicht vor

N – Regionäre Lymphknoten

N0 Keine Evidenz für einen Befall der regionären
    Lymphknoten
N1 Bewegliche homolaterale Lymphknoten
N2 Bewegliche kontralaterale oder bilaterale Lymphkno-
    ten
N3 Fixierte regionäre Lymphknoten
NX Die Minimalerfordernisse zur Beurteilung der regio-
    nären Lymphknoten liegen nicht vor.

M – Fernmetastasen

M0 Keine Evidenz für Fernmetastasen
M1 Fernmetastasen vorhanden

MX Die Minimalerfordernisse zur Feststellung von Fernmetastasen liegen nicht vor

Postoperative histopathologische Klassifikation: pTNM

pT – Primärtumor

Die pT-Kategorien entsprechen den T-Kategorien.

pN – Regionäre Lymphknoten

Die pN-Kategorien entsprechen den N-Kategorien.

pM – Kategorien

Die pM-Kategorien entsprechen den M-Kategorien.

Stadiengruppierung

Stadium I	T1	N0	M0
Stadium II	T2	N0	M0
Stadium III	T3	N0	M0
	T1, T2, T3	N1	M0
Stadium IV	T4	N0, N1	M0
	Jedes T	N2, N3	M0
	Jedes T	Jedes N	M1

Kurzfassung

	Pharynx
	Oropharynx
T1	≤ 2 cm
T2	>2 cm – 4 cm
T3	>4 cm
T4	Befall von Knochen, Muskel usw.
	Nasopharynx
T1	Ein Bezirk / + Probeexcision
T2	Zwei Bezirke
T3	Befall von Nase / Oropharynx
T4	Ausdehnung auf Schädelbasis / Hirn- nervenbefall
	Hypopharynx
T1	Ein Bezirk
T2	Ausdehnung auf benachbarten Bezirk oder Region / keine Larynxfixation
T3	Mit Larynxfixation
T4	Befall von Knochen, Hals, etc.
	Für alle Regionen
N1	Homolateral beweglich
N2	Kontra- oder bilateral beweglich
N3	Fixiert

LARYNX (ICD-O 161)

Klassifiziert 1972, bestätigt 1978
(Anerkannt von CNC, DSK, ICPR, JJC)

Regeln zur Klassifikation

Die Klassifikation gilt nur für Carcinome. Histologische Diagnosesicherung ist erforderlich. Histologisch nicht verifizierte Fälle sind gesondert aufzuführen.

Im folgenden werden die Minimalerfordernisse zur Bestimmung der T-, N- und M-Kategorien aufgeführt. Können diese nicht erreicht werden, so werden die Zeichen TX, NX oder MX angewendet.

T-Kategorien: Klinische Untersuchung sowie Röntgendiagnostik.
N-Kategorien: Klinische Untersuchung.
M-Kategorien: Klinische Untersuchung sowie Röntgendiagnostik.

Anatomische Regionen und Bezirke

1. Supraglottis (161.1)
   Epilarynx (einschließlich Marginalzone)
   a) Obere (suprahyoidale laryngeale) Epiglottisfläche (einschl. freiem Epiglottis-Rand)
   b) Aryepiglottische Falte
   c) Arytenoid-Gegend
   Supraglottis (ohne Epilarynx)
   a) Untere (infrahyoidale laryngeale) Epiglottisfläche
   b) Taschenfalten
   c) Morgagni-Ventrikel

2. Glottis (161.0)
   a) Stimmbänder
   b) Vordere Kommissur
   c) Hintere Kommissur

3. Subglottis (161.2)

Regionäre Lymphknoten

Als regionäre Lymphknoten gelten die cervicalen Lymphknoten.

Prätherapeutische klinische Klassifikation: TNM

T – Primärtumor

Supraglottis

Tis Präinvasives Carcinom (Carcinoma in situ)
T0   Keine Evidenz für einen Primärtumor
T1   Tumor beschränkt auf die Supraglottis mit normaler
     Beweglichkeit
     T1a Tumor beschränkt auf die laryngeale Fläche
          der Epiglottis *oder* auf eine aryepiglottische Fal-
          te *oder* auf eine Taschenfalte *oder* auf einen
          Morgagni-Ventrikel
     T1b Tumor befällt die Epiglottis und dehnt sich auf
          Morgagni-Ventrikel oder Taschenfalten aus
T2   Tumor auf Larynx beschränkt mit Ausdehnung auf
     angrenzende(n) Bezirk(e) *oder* auf die Glottis, ohne
     Fixation
T3   Tumor beschränkt auf den Larynx mit Fixation *und/*
     oder anderer Evidenz einer Tiefeninfiltration
T4   Tumor überschreitet den Larynx
TX   Die Minimalerfordernisse zur Bestimmung des Pri-
     märtumors liegen nicht vor

Glottis

Tis Präinvasives Carcinom (Carcinoma in situ)
T0 Keine Evidenz für einen Primärtumor
T1 Tumor beschränkt auf die Glottis mit normaler Be-
weglichkeit
    T1a Tumor auf ein Stimmband beschränkt
    T1b Tumor hat beide Stimmbänder befallen
T2 Tumor auf Larynx beschränkt mit Ausdehnung auf
Supraglottis *oder* subglottische Regionen mit norma-
ler *oder* eingeschränkter Beweglichkeit
T3 Tumor auf den Larynx beschränkt mit Fixation eines
oder beider Stimmbänder
T4 Tumor überschreitet den Larynx
TX Die Minimalerfordernisse zur Bestimmung des Pri-
märtumors liegen nicht vor

Subglottis

Tis Präinvasives Carcinom (Carcinoma in situ)
T0 Keine Evidenz für einen Primärtumor
T1 Tumor beschränkt auf die Subglottis
    T1a Befall einer Seite der subglottischen Region
    T1b Befall beider Seiten der subglottischen Region
T2 Tumor beschränkt auf den Larynx mit Befall eines
oder beider Stimmbänder mit normaler *oder* einge-
schränkter Beweglichkeit
T3 Tumor beschränkt auf den Larynx mit Fixation eines
oder beider Stimmbänder
T4 Tumor zerstört den Knorpel *und/oder* Tumor über-
schreitet den Larynx
TX Die Minimalerfordernisse zur Bestimmung des Primärtumors liegen nicht vor

N – Regionäre Lymphknoten

N0 Keine Evidenz für einen Befall der regionären
Lymphknoten

N1   Bewegliche, homolaterale Lymphknoten
N2   Bewegliche, kontralaterale oder bilaterale Lymph-
     knoten
N3   Fixierte Lymphknoten
NX   Die Minimalerfordernisse zur Beurteilung der regio-
     nären Lymphknoten liegen nicht vor

M – Fernmetastasen

M0   Keine Evidenz für Fernmetastasen
M1   Fernmetastasen vorhanden
MX   Die Minimalerfordernisse zur Feststellung von Fern-
     metastasen liegen nicht vor

Postoperative histopathologische Klassifikation: pTNM

pT – Primärtumor

Die pT-Kategorien entsprechen den T-Kategorien.

pN – Regionäre Lymphknoten

Die pN-Kategorien entsprechen den N-Kategorien.

pM – Fernmetastasen

Die pM-Kategorien entsprechen den M-Kategorien.

Stadiengruppierung

Stadium I	T1	N0	M0
Stadium II	T2	N0	M0
Stadium III	T3	N0	M0
	T1, T2, T3	N1	M0
Stadium IV	T4	N0, N1	M0
	Jedes T	N2, N3	M0
	Jedes T	Jedes N	M1

Kurzfassung

	Larynx
	Glottis
T1	Begrenzt a) auf ein Stimmband/beweglich b) auf beide Stimmbänder/beweglich
T2	Ausdehnung auf Supra- oder Subglottis/beweglich
T3	Fixiertes Stimmband (Stimmbänder)
T4	Überschreitet den Larynx
	Supraglottis und Subglottis
T1	Begrenzt/beweglich
T2	Ausdehnung auf Glottis/Stimmband (Stimmbänder)/beweglich
T3	Tiefe Infiltration/Fixation des Stimmbandes (der Stimmbänder)
T4	Überschreitet den Larynx
	Für alle Regionen
N1	Homolateral/beweglich
N2	Kontra- oder bilateral/beweglich
N3	Fixiert

SCHILDDRÜSE (ICD-O 193.9)

Klassifiziert 1978
(Anerkannt von CNC, DSK, EORTC, ICPR, JJC)

Diese Klassifikation wird empfohlen von der „European Organisation for Research on Treatment of Cancer" (EORTC).

Regeln zur Klassifikation

Die histologische Diagnosesicherung ist erforderlich zur Unterteilung der Fälle nach histologischen Typen. Histologisch nicht verifizierte Fälle sind gesondert aufzuführen.

Im folgenden werden die Minimalerfordernisse zur Bestimmung der T-, N- und M-Kategorien aufgeführt. Können diese nicht erreicht werden, so werden die Zeichen TX, NX oder MX angewendet.

T-Kategorien: Klinische Untersuchung, Röntgendiagnostik, Endoskopie und Szintigraphie. Zusätzliche Methoden können angewandt werden, wenn sie die Genauigkeit der Befunderhebung verbessern.

N-Kategorien: Klinische Untersuchung und Röntgendiagnostik.

M-Kategorien: Klinische Untersuchung, Röntgendiagnostik, Szintigraphie.

Regionäre Lymphknoten

Es handelt sich um die bilateralen jugularen und tracheo-ösophagealen Lymphknoten, die oberen vorderen mediastinalen Lymphknoten, die Lymphknoten, die den Schilddrüsenknorpel überlagern und die retropharyngealen Lymphknoten.

Prätherapeutische klinische Klassifikation: TNM

T – Primärtumor

Tis Präinvasives Carcinom (Carcinoma in situ)
T0 Keine Evidenz für einen Primärtumor
T1 Einzelner Knoten eines unilateralen Tumors mit oder ohne Deformierung der Drüse und ohne Einschränkung der Beweglichkeit
T2 Multiple Knoten eines unilateralen Tumors mit oder ohne Deformierung der Drüse und ohne Einschränkung der Beweglichkeit
T3 Bilateraler Tumor mit oder ohne Deformierung der Drüse und ohne Einschränkung der Beweglichkeit *oder* ein einzelner Knoten am Isthmus
T4 Tumor mit Ausdehnung über die Drüsenkapsel hinaus
TX Die Minimalerfordernisse zur Bestimmung des Primärtumors liegen nicht vor

N – Regionäre Lymphknoten

N0 Keine Evidenz für einen Befall der regionären Lymphknoten
N1 Bewegliche, homolaterale regionäre Lymphknoten
N2 Kontralaterale, mediane oder bilaterale Lymphknoten
N3 Fixierte regionäre Lymphknoten
NX Die Minimalerfordernisse zur Beurteilung der regionären Lymphknoten liegen nicht vor

M – Fernmetastasen

M0 Keine Evidenz für Fernmetastasen
M1 Fernmetastasen vorhanden
MX Die Minimalerfordernisse zur Feststellung von Fern-
      metastasen liegen nicht vor

Postoperative histopathologische Klassifikation: pTNM

pT – Primärtumor

pTis Präinvasives Carcinom (Carcinoma in situ)
pT0   Keine Evidenz für einen Primärtumor bei Untersu-
        chung des Resektates
pT1   Einzelner Knoten von 1 cm oder weniger im Durch-
        messer, überschreitet die Schilddrüsenkapsel nicht
pT2   Einzelner Knoten von mehr als 1 cm im Durchmes-
        ser, überschreitet die Schilddrüsenkapsel nicht
pT3   Multiple Knoten (uni- oder bilateral) *und/oder* Isth-
        musknoten, überschreiten die Schilddrüsenkapsel
        nicht
pT4   Tumor durchbricht die Schilddrüsenkapsel
pTX   Die Minimalerfordernisse zur Bestimmung des Aus-
        maßes der Invasion liegen nicht vor

pN – Regionäre Lymphknoten

Die pN-Kategorien entsprechen den N-Kategorien.

pM – Fernmetastasen

Die pM-Kategorien entsprechen den M-Kategorien.

Stadiengruppierung

Eine Stadiengruppierung wird zur Zeit nicht empfohlen.

Kurzfassung

	Schilddrüse
T1	Unilateraler/einzelner Knoten
T2	Unilaterale/multiple Knoten
T3	Bilaterale/Isthmusknoten
T4	Überschreitet die Schilddrüse
N1	Homolateral beweglich
N2	Kontralaterale, mediane oder bilaterale/beweglich
N3	Fixierte

LUNGENTUMOREN (ICD-O 162)

Klassifiziert 1973, bestätigt 1978
(Anerkannt von CNC, DSK, ICPR, JJC)

Diese Klassifizierung ersetzt die bisherige, durch die UICC empfohlene und im Taschenbuch von 1968 publizierte Klassifizierung. Sie basiert auf den Befunden von zwei Untersuchungen: einer retrospektiven Studie des AJC, sowie einer prospektiven Studie des JJC. Die Klassifikation findet die Zustimmung der oben angeführten Organisationen und wird mindestens während der nächsten 10 Jahre unverändert bleiben (s. Vorwort, S. V).

Die Region wird nach folgendem Schema beschrieben

- Regeln zur Klassifikation mit den Minimalerfordernissen zur Bestimmung der T-, N- und M-Kategorien. Zusätzliche Methoden können angewandt werden, wenn sie die Genauigkeit der Befunderhebung vorgängig der definitiven Behandlung verbessern
- Einteilung nach anatomischer Region bzw. Bezirk
- Definition der regionären Lymphknoten
- Prätherapeutische klinische Klassifikation: TNM (s. Einleitung: Allgemeine Regeln, S. 6)
- Postoperative histopathologische Klassifikation: pTNM (s. Einleitung: Allgemeine Regeln, S. 7)
- Stadiengruppierung
- Kurzfassung der Klassifikation

Regeln zur Klassifikation

Diese Klassifikation ist nur bei Carcinomen anwendbar. Histologische Diagnosesicherung ist erforderlich, um die

Einteilung der Fälle nach histologischem Typ zu ermöglichen. Histologisch nicht verifizierte Fälle sind gesondert aufzuführen.

Informationen, die durch chirurgische Exploration vor der definitiven Behandlung gewonnen wurden, sind für die klinische Klassifikation zulässig und müssen vermerkt werden.

Im folgenden werden die Minimalerfordernisse zur Bestimmung der T-, N- und M-Kategorien aufgeführt. Können diese nicht erreicht werden, so werden die Zeichen TX, NX oder MX angewendet.

T-Kategorien: Klinische Untersuchung, Röntgendiagnostik und Endoskopie.

N-Kategorien: Klinische Untersuchung, Röntgendiagnostik und Endoskopie.

M-Kategorien: Klinische Untersuchung und Röntgendiagnostik.

Zusätzliche Kennzeichen

Gegebenenfalls können bei der Klassifikation die Präfixe y, r, sowie der C-Faktor angewendet werden (s. Einleitung, Allgemeine Regeln, S. 9).

Anatomische Bezirke

1. Trachea (162.0)
2. Hauptbronchien (162.2)
3. Oberlappen (162.3)
4. Mittellappen (162.4)
5. Unterlappen (162.5)

Regionäre Lymphknoten

Die regionären Lymphknoten sind die intrathorakalen Lymphknoten.

Prätherapeutische klinische Klassifikation: TNM

T – Primärtumor

Tis Präinvasives Carcinom (Carcinoma in situ)

T0 Keine Evidenz für einen Primärtumor

T1 Tumor mißt in seiner größten Ausdehnung 3 cm oder weniger, ist umgeben von Lungengewebe oder visceraler Pleura, ohne bronchoskopische Evidenz einer Infiltration proximal eines Lappenbronchus

T2 Tumor mißt in seiner größten Ausdehnung mehr als 3 cm, *oder* Tumor jeglicher Größe mit begleitender Atelektase *oder* obstruktiver Entzündung, die sich bis zum Hilus ausdehnt
Bei der Bronchoskopie darf die proximale Ausdehnung des Tumors höchstens bis 2 cm distal der Carina reichen. Jede begleitende Atelektase oder obstruktive Pneumonie muß weniger als einen ganzen Lungenflügel betreffen, und es darf kein Pleuraerguß bestehen

T3 Tumor jeglicher Größe mit direkter Ausdehnung auf benachbarte Strukturen, wie Thoraxwand, Zwerchfell oder Mediastinum, *oder* Tumor bei der Bronchoskopie weniger als 2 cm distal der Carina, *oder* Tumor verbunden mit Atelektase oder obstruktiver Pneumonie eines ganzen Lungenflügels, *oder* Pleuraerguß

TX Tumor, der nicht beurteilt werden kann *oder* Tumornachweis durch maligne Zellen im bronchopulmonanie eines ganzen Lungenflügels, *oder* Pleuraerguß

N – Regionäre Lymphknoten

N0 Keine Evidenz für einen Befall der regionären Lymphknoten

N1   Evidenz von peribronchialen Lymphknoten *und/
     oder* homolateralen Hilus-Lymphknoten, einschließ-
     lich einer direkten Ausdehnung des Primärtumors
N2   Evidenz von Lymphknoten im Mediastinum
NX   Die Minimalerfordernisse zur Beurteilung der regio-
     nären Lymphknoten liegen nicht vor

M – Fernmetastasen

M0   Keine Evidenz für Fernmetastasen
M1   Fernmetastasen vorhanden
MX   Die Minimalerfordernisse zur Feststellung von Fern-
     metastasen liegen nicht vor

Anmerkung: Die Kategorie M1 kann wie folgt spezifiziert werden:

Lunge	: PUL	Knochenmark	: MAR
Knochen	: OSS	Pleura	: PLE
Leber	: HEP	Haut	: SKI
Hirn	: BRA	Augen	: EYE
Lymphknoten	: LYM	Andere	: OTH

Postoperative histopathologische Klassifikation: pTNM

pT – Primärtumor

Die pT-Kategorien entsprechen den T-Kategorien.

G – Histopathologisches Grading

G1   Hoher Grad der Differenzierung
G2   Mittlerer Grad der Differenzierung
G3   Geringer Grad der Differenzierung *oder* Entdifferen-
     zierung
GX   Differenzierungsgrad kann nicht bestimmt werden

pN – Regionäre Lymphknoten

Die pN-Kategorien entsprechen den N-Kategorien.

pM – Fernmetastasen

Die pM-Kategorien entsprechen den M-Kategorien.

Stadiengruppierung

Okkultes Carcinom	TX	N0	M0
Stadium I a	T1	N0	M0
	T2	N0	M0
Stadium I b	T0, T1	N1	M0
Stadium II	T2	N1	M0
Stadium III	T3	N0, N1	M0
	Jedes T	N2	M0
Stadium IV	Jedes T	Jedes N	M1

Kurzfassung

	Lunge
TX	Positive Cytologie
T1	≤ 3 cm / keine Invasion
T2	>3 cm / Ausdehnung bis zum Hilus
T3	Starke Ausdehnung / Erguß / Atelektase
N1	Hilus-Knoten
N2	Knoten im Mediastinum

MAMMATUMOREN (ICD-O 174)

Klassifiziert 1972, bestätigt 1978
(Anerkannt von CNC, DSK, ICPR, JJC)

Die Klassifikation der Tumoren der Brust war die erste
TNM-Klassifikation, die von der UICC vorgeschlagen und
1954 veröffentlicht wurde. Sie fand allgemeine Zustimmung, wurde aber nach Beratung mit dem AJC im Jahre
1972 ergänzt. Man kam überein, daß die Größe des Primärtumors prognostisch von größerer Bedeutung war als
seine lokale Ausdehnung. Deshalb wurde beschlossen, daß
kleine Hautveränderungen die Klassifikation von T1, T2
und T3 nicht beeinflussen und daß die Ausdehnung in die
Pectoralisfaszie oder in den Muskel als Unterkategorie der
genannten Kategorien dokumentiert werden sollte. Die
durch Mammographie festgestellte Größe ist genauer als
die Messung mit Hilfe des Tasterzirkels und entspricht an-
nähernd der wirklichen Größe. Die mammographischen
Größenmessungen haben daher den Vorrang; in Zentren
ohne mammographische Einrichtungen sollte jedoch die
Messung mit dem Tasterzirkel erfolgen.

Die Klassifikation hat die Zustimmung der oben er-
wähnten Organisationen und wird mindestens für die
nächsten zehn Jahre unverändert bleiben (s. Vorwort
S. V).

Die Region wird nach folgendem Schema beschrieben

– Regeln zur Klassifikation mit den Minimalerfordernissen zur Bestimmung der T-, N- und M-Kategorien.
Zusätzliche Methoden können angewandt werden, wenn
sie die Genauigkeit der Befunderhebung vorgängig der
definitiven Behandlung verbessern

- Einteilung nach anatomischen Bezirken
- Definition der regionären Lymphknoten
- Prätherapeutische klinische Klassifikation: TNM (s. Einleitung: Allgemeine Regeln, S. 6)
- Postoperative histopathologische Klassifikation: pTNM (s. Einleitung: Allgemeine Regeln, S. 7)
- Stadiengruppierung
- Kurzfassung der Klassifikation

Regeln zur Klassifikation

Die Klassifikation gilt nur für Carcinome. Histologische Diagnosesicherung ist erforderlich. Nicht verifizierte Fälle müssen getrennt erfaßt werden.

Der anatomische Ursprungsbezirk sollte registriert werden; er ist jedoch nicht in der Klassifikation berücksichtigt.

Im folgenden werden die Minimalerfordernisse zur Bestimmung der T-, N- und M-Kategorien aufgeführt.

T-Kategorien: Klinische Untersuchung. Mammographie und ähnliche diagnostische Größenmessungen sind zulässig, aber nicht unbedingt erforderlich. Mammographische Größenmessung hat den Vorrang gegenüber der Zirkelmessung; die Methode ist anzugeben.

N-Kategorien: Klinische Untersuchung.

M-Kategorien: Klinische Untersuchung und Röntgendiagnostik.

Zusätzliche Kennzeichen

Gegebenenfalls können bei der Klassifikation die Präfixe y, r, sowie der C-Faktor angewendet werden (s. Einleitung, Allgemeine Regeln, S. 9).

Anatomische Bezirke

1. Mamillen (174.0)
2. Zentraler Anteil (174.1)

3. Innerer oberer Quadrant (174.2)
4. Innerer unterer Quadrant (174.3)
5. Äußerer oberer Quadrant (174.4)
6. Äußerer unterer Quadrant (174.5)
7. Axillärer Anteil (174.5)

Regionäre Lymphknoten

Als regionäre Lymphknoten gelten die axillären, die infraclaviculären und die supraclaviculären Lymphknoten.

Prätherapeutische klinische Klassifikation: TNM

T – Primärtumor

Tis Präinvasives Carcinom (Carcinoma in situ), nicht infiltrierendes intraduktales Carcinom oder Morbus Paget der Mamille ohne nachweisbaren Tumor

Anmerkung: Der Morbus Paget kombiniert mit einem nachweisbaren Tumor wird entsprechend der Größe des Tumors klassifiziert.

T0 Keine Evidenz für einen Primärtumor.
T1 Tumor mißt in seiner größten Ausdehnung 2 cm oder weniger
   T1a Ohne Fixation an der darunterliegenden Pectoralisfascie *und/oder* am Muskel
   T1b Mit Fixation an der darunterliegenden Pectoralisfascie *und/oder* am Muskel
T2 Tumor mißt in seiner größten Ausdehnung mehr als 2 cm, jedoch nicht mehr als 5 cm
   T2a Ohne Fixation an der darunterliegenden Pectoralisfascie *und/oder* am Muskel
   T2b Mit Fixation an der darunterliegenden Pectoralisfascie *und/oder* am Muskel

T3   Tumor mißt in seiner größten Ausdehnung mehr als
      5 cm
      T3a   Ohne Fixation an der darunterliegenden Pecto-
            ralisfascie *und/oder* am Muskel
      T3b   Mit Fixation an der darunterliegenden Pectora-
            lisfascie *und/oder* am Muskel

Anmerkung: Einziehungen der Haut oder Einziehung der
Mamille oder andere Hautveränderungen, außer denjenigen, die unter T4b aufgeführt sind, können in T1, T2 oder
T3 vorkommen, ohne die TNM-Klassifikation zu beeinflussen.

T4   Tumor jeglicher Größe mit Infiltration in die Brust-
      wand oder Haut

Anmerkung: Brustwand schließt die Rippen, die Interkostal-
muskeln und den vorderen Serratusmuskel mit ein, nicht
aber die Pektoralmuskulatur.

      T4a   Fixation an der Brustwand
      T4b   Mit Armödem, mit Infiltration oder Ulceration
            der Haut (einschl. Apfelsinenhaut) oder mit Sa-
            tellitenhautknoten der gleichen Brust
      T4c   Beides
TX   Die Minimalerfordernisse zur Bestimmung des
      Primärtumors liegen nicht vor

Anmerkung: Carcinome mit Begleitentzündung sollten in
einer separaten Gruppe aufgeführt werden.

N – Regionäre Lymphknoten

N0   Keine palpablen, homolateralen, axillären Lymph-
      knoten
N1   Bewegliche, homolaterale, axilläre Lymphknoten
      N1a   Die Lymphknoten werden als nicht befallen be-
            trachtet
      N1b   Die Lymphknoten werden als befallen betrach-
            tet

N2 Homolaterale, axilläre Lymphknoten, die untereinander *oder* an andere Strukturen fixiert sind und als
befallen betrachtet werden

N3 Homolaterale, supra- oder infraclaviculäre Lymphknoten, die als befallen betrachtet werden, *oder* ein
bestehendes Armödem

Anmerkung: Das Armödem kann durch Behinderung des
Lymphabflusses verursacht werden; Lymphknoten brauchen dabei nicht palpabel zu sein.

NX Die Minimalerfordernisse zur Beurteilung der regionären Lymphknoten liegen nicht vor

M – Fernmetastasen

M0 Keine Evidenz für Fernmetastasen

M1 Fernmetastasen vorhanden

MX Die Minimalerfordernisse zur Feststellung von Fernmetastasen liegen nicht vor

Anmerkung: Die M1-Kategorie kann wie folgt spezifiziert
werden:

Lunge	: PUL	Knochenmark	: MAR
Knochen	: OSS	Pleura	: PLE
Leber	: HEP	Haut	: SKI
Hirn	: BRA	Augen	: EYE
Lymphknoten	: LYM	Andere	: OTH

Postoperative histopathologische Klassifikation: pTNM

pT – Primärtumor

pTis Präinvasives Carcinom (Carcinoma in situ)

pT0 Keine Evidenz für einen Primärtumor bei der histologischen Untersuchung des Resektats

pT1a, pT1b entsprechen T1a, T1b und sind folgenderma-
ßen unterteilt:

  a) Tumor mißt 0,5 cm oder weniger

  b) Tumor mißt mehr als 0,5 cm, jedoch nicht mehr
     als 1 cm

  c) Tumor mißt mehr als 1 cm, jedoch nicht mehr als
     2 cm

pT2a, pT2b entsprechen T2a, T2b

pT3a, pT3b entsprechen T3a, T3b

pT4a, pT4b, pT4c entsprechen T4a, T4b, T4c

pTX Die Ausdehnung der Invasion kann nicht beurteilt
    werden

G – Histopathologisches Grading

G1 Hoher Grad der Differenzierung

G2 Mittlerer Grad der Differenzierung

G3 Geringer Grad der Differenzierung *oder* Entdifferen-
    zierung

GX Differenzierungsgrad kann nicht bestimmt werden

pN – Regionäre Lymphknoten

pN0 Keine Evidenz für Invasion der regionären Lymph-
    knoten

pN1 Bewegliche, homolaterale axilläre Lymphknoten

  pN1a Mikrometastasen 0,2 cm oder weniger in ei-
       nem oder mehreren Knoten

  pN1b Makrometastasen in einem oder mehreren
       Lymphknoten

    a) Metastase größer als 0,2 cm in einem bis
       3 Knoten (kleiner als 2 cm)

    b) Metastase, größer als 0,2 cm in vier oder
       mehr Knoten (kleiner als 2 cm)

    c) Metastase mit Ausdehnung über die Kapsel
       eines Lymphknotens hinaus (kleiner als
       2 cm)

    d) Positiver Lymphknoten 2 cm oder größer

pN2 Befall der homolateralen axillären Lymphknoten, entweder untereinander oder an benachbarte Strukturen fixiert

pN3 Befall der homolateralen supraclaviculären oder infraclaviculären Lymphknoten

Anmerkung: Homolaterale Knoten längs der A. thoracica interna können in die pN3-Kategorie einbezogen werden. Dies ist eigens anzugeben.

pNX Das Ausmaß der Invasion kann nicht beurteilt werden

pM – Fernmetastasen

Die pM-Kategorien entsprechen den M-Kategorien.

Stadiengruppierung

Stadium I	T1a, T1b	N0, N1a	M0
Stadium II	T0, T1a, T1b	N1b	M0
	T2a, T2b	N0, N1a	M0
	T2a, T2b	N1b	M0
Stadium IIIa	T3a, T3b	N0, N1	M0
	T1a,b T2a,b T3a,b	N2	M0
Stadium IIIb	T1a,b T2a,b T3a,b	N3	M0
	T4a,b,c	Jedes N	M0
Stadium IV	Jedes T	Jedes N	M1

Kurzfassung

	Brust
T1	≤ 2 cm
T2	>2 cm – 5 cm
T3	>5 cm
T4	Infiltration in Brustwand/Haut
	a) Brustwand
	b) Hautödem/Infiltration oder Ulceration
	c) beides
N1	Beweglich axillär
	a) nicht als befallen betrachtet
	b) als befallen betrachtet
N2	Fixiert axillär
N3	Supraclaviculär/Armödem

T1, T2, T3 } a. ohne Fixation an Fascie/Muskel / b. mit Fixation an Fascie/Muskel

TUMOREN DES VERDAUUNGS-TRAKTES

Die klassifizierten Regionen sind mit den entsprechenden Code-Nummern des ICD-O-Lokalisationsschlüssels versehen:

Ösophagus	ICD-O 150
Magen	ICD-O 151
Colon	ICD-O 153
Rectum	ICD-O 154
Analkanal	ICD-O 154.2
Anus	ICD-O 173.5

Die Tumoren des Verdauungstraktes wurden zwischen 1966 und 1973 klassifiziert. Alle entsprechenden Klassifikationen erfuhren bereits gewisse Modifikationen. Diesen hier veröffentlichten Klassifikationen haben alle Organisationen zugestimmt, die unter der Klassifikation der Einzelbezirke aufgeführt sind. Die Klassifikation wird mindestens für die nächsten zehn Jahre unverändert bleiben (s. Vorwort, S. V).

Die Klassifikationen für Ösophagus, Magen, Colon und Rectum basieren auf statistischen Untersuchungen, die hauptsächlich vom „American Joint Committee" und „Japanese Joint Committee" durchgeführt wurden. Die vorliegenden Definitionen sind das Resultat einer gemeinsamen Übereinkunft mit der UICC.

Die Klassifikationen für die Bezirke Analkanal und Anus sind noch nicht endgültig festgelegt und sollten deshalb als provisorisch betrachtet werden.

Jede Region wird nach folgendem Schema beschrieben

– Regeln zur Klassifikation mit den Minimalerfordernissen zur Bestimmung der T-, N- und M-Kategorien. Zusätzliche Methoden können angewandt werden, wenn

sie die Genauigkeit der Befunderhebung vorgängig der
definitiven Behandlung verbessern
- Einteilung nach anatomischer Region bzw. Bezirk, wo
  erforderlich
- Definition der regionären Lymphknoten
- Prätherapeutische klinische Klassifikation: TNM (s.
  Einleitung: Allgemeine Regeln, S. 6)
- Postoperative histopathologische Klassifikation: pTNM
  (s. Einleitung: Allgemeine Regeln, S. 7)
- Stadiengruppierung, wo anwendbar
- Kurzfassung der Klassifikation

Fernmetastasen
Für alle Regionen können die M1- und pM1-Kategorien
wie folgt spezifiziert werden:

Lunge	: PUL	Knochenmark	: MAR
Knochen	: OSS	Pleura	: PLE
Leber	: HEP	Haut	: SKI
Hirn	: BRA	Augen	: EYE
Lymphknoten	: LYM	Andere	: OTH

Zusätzliche Kennzeichen
Gegebenenfalls können bei der Klassifikation die Präfixe
y, r, sowie der C-Faktor angewandt werden (s. Einleitung,
Allgemeine Regeln, S. 9).

ÖSOPHAGUS (ICD-O 150)

Klassifiziert 1973, bestätigt 1978
(Anerkannt von CNC, DSK, ICPR, JJC)

Diese Klassifikation basiert auf den Befunden einer retrospektiven Studie des AJC.

Regeln zur Klassifikation

Die Klassifikation gilt nur für Carcinome. Histologische Verifikation ist erforderlich. Histologisch nicht verifizierte Fälle sind separat aufzuführen.

Informationen, die durch chirurgische Exploration vorgängig der Entscheidung zur definitiven Behandlung gewonnen werden, sind für die klinische Klassifikation zulässig und müssen vermerkt werden.

Im folgenden werden die Minimalerfordernisse zur Bestimmung der T-, N- und M-Kategorien aufgeführt. Können diese nicht erreicht werden, so werden die Zeichen TX, NX oder MX angewendet.

T-Kategorien: Klinische Untersuchung, Röntgendiagnostik und Endoskopie (einschl. Bronchoskopie).

N-Kategorien: Klinische Untersuchung, Röntgendiagnostik und Endoskopie.

M-Kategorien: Klinische Untersuchung und Röntgendiagnostik.

Anatomische Regionen und Bezirke

1. Cervicaler Ösophagus (150.0)
Dieser Teil beginnt am Übergang vom Pharynx zum

Ösophagus und endet am Eintritt des Ösophagus in den Thorax, etwa 18 cm distal der oberen Schneidezähne.
2. Intrathorakaler Ösophagus (ausgenommen die 3. Region)
   a) der obere thorakale Abschnitt reicht vom Eintritt des Ösophagus in den Thorax bis zum Unterrand des 6. Brustwirbels, etwa 26 cm distal der oberen Schneidezähne (150.3).
   b) der mittlere thorakale Abschnitt erstreckt sich vom Unterrand des 6. Brustwirbels bis zum Unterrand des 8. Brustwirbels, etwa 31 cm distal der oberen Schneidezähne (150.4).
3. Unterer Ösophagus (150.5)
   Dieser Teil ist etwa 10 cm lang und beginnt am Unterrand des 8. Brustwirbels und endet an der Cardia, etwa 40 cm distal der oberen Schneidezähne.

Regionäre Lymphknoten

Dem *cervicalen* Ösophagus sind zugeordnet: Die cervicalen Lymphknoten einschließlich der supraclaviculären Lymphknoten.

Dem *intrathorakalen* Ösophagus sind zugeordnet: Die mediastinalen Lymphknoten.

Prätherapeutische klinische Klassifikation: TNM

T – Primärtumor

Cervicaler und intrathorakaler Ösophagus

Tis Präinvasives Carcinom (Carcinoma in situ)
T0   Keine Evidenz für einen Primärtumor
T1   Der Tumor befällt auf einer Strecke von 5 cm oder weniger den Ösophagus, ohne Stenose (Obstruktion),

ohne Befall des Gesamtumfanges des Ösophagus und ohne Evidenz für eine extraösophageale Ausbreitung

T2 Der Tumor befällt auf einer Strecke von mehr als 5 cm den Ösophagus, ohne Evidenz für eine extraösophageale Ausbreitung, *oder* Tumor beliebiger Größe verursacht Stenosen (Obstruktion) und/oder erstreckt sich über den Gesamtumfang des Ösophagus und zeigt keine Evidenz für eine extraösophageale Ausbreitung

T3 Tumor mit Evidenz extraösophagealer Ausbreitung

TX Die Minimalerfordernisse zur Bestimmung des Primärtumors liegen nicht vor

Anmerkungen: Die Obstruktion ist definiert als ein röntgenologisch evidentes Hindernis bei der Passage von flüssigem Kontrastmittel im Bereich des Tumors oder als eine endoskopisch festgestellte Obstruktion im Ösophagus. Unter extraösophageale Ausbreitung versteht man den klinischen, röntgenologischen oder endoskopischen Nachweis:

1. des Befalls der Nn. recurrens, phrenicus oder sympathicus,
2. einer Fistelbildung,
3. des Befalls der Trachea und des Bronchialbaums,
4. einer Kompression der V. cava oder V. azygos,
5. eines malignen Ergusses.

Eine Erweiterung des Mediastinums an sich ist noch kein Beweis für eine Ausdehnung über den Ösophagus hinaus.

N – Regionäre Lymphknoten

Cervicaler Ösophagus

N0 Keine Evidenz für einen Befall der regionären Lymphknoten

N1 Bewegliche, unilaterale, regionäre Lymphknoten

N2 Bewegliche, bilaterale, regionäre Lymphknoten

N3 Fixierte regionäre Lymphknoten

NX Die Minimalerfordernisse zur Beurteilung der regionären Lymphknoten liegen nicht vor

Intrathorakaler Ösophagus

N0   Keine Evidenz für einen Befall der regionären
     Lymphknoten bei chirurgischer Exploration *oder*
     Mediastinoskopie
N1   Evidenz für Befall der regionären Lymphknoten bei
     chirurgischer Exploration *oder* Mediastinoskopie
NX   Die Minimalerfordernisse zur Beurteilung der regio-
     nären Lymphknoten liegen nicht vor (z. B. wenn die
     explorative Operation nicht unternommen wurde)

M – Fernmetastasen

M0   Keine Evidenz für Fernmetastasen
M1   Fernmetastasen vorhanden
MX   Die Minimalerfordernisse zur Feststellung von Fern-
     metastasen liegen nicht vor

Postoperative histopathologische Klassifikation: pTNM

pT – Primärtumor

pTis Präinvasives Carcinom (Carcinoma in situ)
pT0   Keine Evidenz für Tumorbefall bei der histologi-
      schen Untersuchung des Resektats
pT1   Tumor mit Invasion der Mucosa oder Submucosa,
      jedoch nicht des Muskelmantels
pT2   Tumor mit Invasion des Muskelmantels
pT3   Tumor mit Invasion über Muskelmantel hinausge-
      hend *oder* mit ausgedehnter Invasion der benach-
      barten Strukturen

      pT3a   Tumor mit Invasion über Muskelmantel hin-
             ausgehend
      pT3b   Tumor mit ausgedehnter Invasion der be-
             nachbarten Strukturen
pTX   Tumorinvasion kann nicht beurteilt werden

pN – Regionäre Lymphknoten

Die pN-Kategorien entsprechen den N-Kategorien.

pM – Fernmetastasen

Die pM-Kategorien entsprechen den M-Kategorien.

Stadiengruppierung

Stadium I
cervikal und
intrathorakal: T1   N0   M0

Stadium II
cervikal: T1   N1, N2   M0
                             T2   N0, N1, N2   M0
intrathorakal: T2   N0   M0

Stadium III
cervikal: T3   Jedes N   M0
                             Jedes T   N3   M0
intrathorakal: Jedes T   N1   M0

Stadium IV
cervikal und
intrathorakal: Jedes T   Jedes N   M1

Kurzfassung

	Ösophagus
	Cervical und intrathorakal
T1	≦5 cm/keine Obstruktion
T2	>5 cm/Obstruktion/Gesamtumfang befallen
T3	Extraösophageale Ausbreitung
	Cervical
N1	unilateral/beweglich
N2	bilateral/beweglich
N3	fixiert
	Intrathorakal
N1	Regionärer Befall

MAGEN (ICD-O 151)

Klassifikation 1966 – 1972, bestätigt 1978
(Anerkannt von CNC, DSK, ICPR, JJC)

Die erste Klassifikation für Magencarcinome wurde 1966 von der UICC veröffentlicht und war per definitionem eine rein klinische. In Anbetracht der technischen Fortschritte auf dem Gebiet der Röntgendiagnostik und der Gastroskopie, insbesondere in Japan, wurde eine revidierte klinische Klassifikation 1968 publiziert. Im Jahre 1972 veröffentlichte das AJC eine Stadienklassifikation, die auf intraoperativen und histopathologisch gewonnenen Befunden basierte. Beide Klassifikationen wurden dann im Jahre 1974 in das „Livre de Poche" aufgenommen. Anläßlich einer gemeinsamen Sitzung von Mitgliedern des JJC, des AJC und der UICC im Jahre 1975 wurden die Klassifikationen weiter verbessert.

Regeln zur Klassifikation

Die Klassifikation findet nur beim Carcinom Anwendung. Histologische Verifikation ist erforderlich. Histologisch nicht verifizierte Fälle sind gesondert aufzuführen.

Informationen, die bei der chirurgischen Exploration vorgängig der Entscheidung zur definitiven Behandlung gewonnen wurden, sind für die klinische Klassifikation zulässig und müssen vermerkt werden.

Im folgenden werden die Minimalerfordernisse zur Bestimmung der T-, N- und M-Kategorien aufgeführt. Können diese nicht erreicht werden, so werden die Zeichen TX, NX oder MX angewandt.

T-Kategorien: Klinische Untersuchung einschließlich Laparotomie, Röntgendiagnostik und Endoskopie.

N-Kategorien: Klinische Untersuchung einschl. Laparotomie und Röntgendiagnostik.

M-Kategorien: Klinische Untersuchung einschl. Laparotomie und Röntgendiagnostik.

Anatomische Regionen

1. Oberes Drittel (151.0, 151.3)
2. Mittleres Drittel (151.4)
3. Unteres Drittel (151.2)

Um die drei Regionen gegeneinander abzugrenzen, wird die kleinere und größere Kurvatur des Magens durch drei gleich weit voneinander entfernte Punkte unterteilt, die dann miteinander verbunden werden.

Das *obere Drittel* umfaßt die Cardia und den Fundus.
Das *mittlere Drittel* umfaßt das gesamte Corpus.
Das *untere Drittel* umfaßt das Antrum.

Der Tumor wird der Region mit der größten Tumormasse zugeordnet.

Regionäre Lymphknoten

Bei den regionären Lymphknoten handelt es sich um die perigastrischen Lymphknoten, die Knoten entlang der A. gastrica sinistra, der A. coeliaca und der Milz-Arterie, ferner die Lymphknoten entlang dem Ligamentum hepatoduodenale, die paraaortalen und andere intra-abdominale Lymphknoten.

Prätherapeutische klinische Klassifikation: TNM

T – Primärtumor

Tis Präinvasives Carcinom (Carcinoma in situ)
T0 Keine Evidenz für einen Primärtumor

T1 Tumor beschränkt sich auf die Mucosa *oder* auf die
Mucosa und Submucosa, unabhängig von seiner Größe oder Lage

Anmerkung: Die klinische Evidenz für T1 ist der Nachweis
a) eines malignen, pendelnden Polypen, b) einer malignen,
breitbasigen polypoiden Läsion, c) einer carcinomatösen
Erosion, oder d) eines carcinomatösen Erosionsareals am
Rande oder in der Umgebung eines peptischen Ulcus.

T2 Tumor mit Tiefeninfiltration und Ausdehnung in
nicht mehr als die Hälfte der Region

T3 Tumor mit Tiefeninfiltration und Ausdehnung in
mehr als die Hälfte der Region, jedoch nicht mehr als
eine Region

T4 Tumor mit Tiefeninfiltration und Ausdehnung in
mehr als eine Region *oder* auf benachbarte Strukturen

TX Die Minimalerfordernisse zur Bestimmung des Primärtumors liegen nicht vor

N – Regionäre Lymphknoten

N0 Keine Evidenz für einen Befall der regionären
Lymphknoten

N1 Evidenz für Befall der Lymphknoten bis zu 3 cm vom
Primärtumor entfernt und entlang der kleineren und
größeren Kurvatur

N2 Evidenz für Befall der regionären Lymphknoten
mehr als 3 cm vom Tumor entfernt, entlang der AA.
gastrica, spleniaca, coeliaca und hepatica communis

N3 Evidenz für Befall der para-aortalen und hepatoduo-
denalen Lymphknoten *und/oder* anderer intraabdo-
minaler Lymphknoten

NX Die Minimalerfordernisse zur Beurteilung der regionären Lymphknoten liegen nicht vor

M – Fernmetastasen

M0 Keine Evidenz für Fernmetastasen

M1 Fernmetastasen vorhanden

MX Die Minimalerfordernisse zur Feststellung von Fernmetastasen liegen nicht vor

Postoperative histopathologische Klassifikation:
pTNM

pT – Primärtumor

pTis Präinvasives Carcinom (Carcinoma in situ)

pT0 Keine Evidenz für einen Primärtumor bei der histologischen Untersuchung des Resektates

pT1 Tumorinvasion der Mucosa *oder* Submucosa, jedoch
nicht der Muscularis propria

pT2 Tumorinvasion der Muscularis propria *oder* Subse-
rosa

pT3 Tumorinvasion der Serosa ohne Invasion der benachbarten Strukturen

pT4 Tumorinvasion der angrenzenden Strukturen

pTX Die Minimalerfordernisse zur Bestimmung der Invasion liegen nicht vor

G – Histopathologisches Grading

G1 Hoher Grad der Differenzierung

G2 Mittlerer Grad der Differenzierung

G3 Geringer Grad der Differenzierung *oder* Entdifferenzierung

GX Differenzierungsgrad kann nicht bestimmt werden

pN – Regionäre Lymphknoten

Die pN-Kategorien entsprechen den N-Kategorien.

pM–Fernmetastasen

Die pM-Kategorien entsprechen den M-Kategorien.

Stadiengruppierung (provisorisch)

TNM

Stadium			
Stadium I	T1	N0	M0
Stadium II	T2	N0	M0
	T3	N0	M0
Stadium III	T1, T2, T3	N1, N2	M0
	T1, T2, T3	N3	M0
	(radikal resezierbar)		
	T4	Jedes N	M0
	(radikal resezierbar)		
Stadium IV	T1, T2, T3	N3	M0
	(nicht radikal resezierbar)		
	T4	Jedes N	M0
	(nicht radikal resezierbar)		
	Jedes T	Jedes N	M1

pTNM

Stadium			
Stadium I	pT1	pN0	pM0
Stadium II	pT2	pN0	pM0
	pT3	pN0	pM0
Stadium III	pT1, pT2, pT3	pN1, pN2	pM0
	pT1, pT2, pT3		
	(reseziert)		
	pT4	Jedes pN	pM0
	(reseziert)		
Stadium IV	pT1, pT2, pT3	pN3	pM0
	(nicht reseziert)		
	pT4	Jedes pN	pM0
	(nicht reseziert)		
	Jedes pT	Jedes pN	pM1

Kurzfassung

	Magen
T1/pT1	Nur Mucosa oder Submucosa
T2	Tiefeninfiltration < ½ Region
pT2	Invasion bis zur Serosa
T3	Tiefeninfiltration > ½ Region
pT3	Invasion der Serosa
T4/pT4	Ausdehnung außerhalb Magen
N1/2	Regionäre (operable) Lymphknoten

COLON (ICD-O 153)

Klassifiziert 1978
(Anerkannt von CNC, DSK, ICPR, JJC)

Die 1966 von der UICC vorgeschlagene klinische Klassifikation wurde zurückgezogen. Die jetzt veröffentlichte Klassifikation beruht auf einer retrospektiven Studie des AJC.

Regeln zur Klassifikation

Die Klassifikation gilt nur für Carcinome. Histologische Diagnosesicherung ist erforderlich. Fälle ohne histologische Verifizierung müssen gesondert aufgeführt werden.

Informationen, die durch chirurgische Exploration vor der Entscheidung zur definitiven Behandlung gewonnen wurden, sind zulässig für die klinische Klassifikation und müssen vermerkt werden.

Im folgenden werden die Minimalerfordernisse zur Bestimmung der T-, N- und M-Kategorien aufgeführt. Können diese nicht erreicht werden, so werden die Zeichen TX, NX oder MX angewendet.

T-Kategorien: Klinische Untersuchung einschließlich Laparotomie, Röntgendiagnostik und Endoskopie.

N-Kategorien: Klinische Untersuchung einschließlich Laparotomie und Röntgendiagnostik.

M-Kategorien: Klinische Untersuchung einschließlich Laparotomie und Röntgendiagnostik.

Anatomische Regionen

1. Caecum (153.4)
2. Colon ascendens (153.6)

3. Flexura hepatica coli (153.0)
4. Colon transversum (Pars media) (153.1)
5. Flexura lienalis coli (153.7)
6. Colon descendens (153.2)
7. Sigmoid (ohne Rectosigmoidübergang) (153.3)

Regionäre und juxtaregionäre Lymphknoten

Die regionären Lymphknoten sind die parakolischen Lymphknoten und die Lymphknoten entlang der AA. ileocolica, colica dextra, colica media und mesenterica inferior.

Die juxtaregionären Lymphknoten sind die para-aortalen und andere subdiaphragmatische intra-abdominale Lymphknoten.

Prätherapeutische klinische Klassifikation: TNM

T – Primärtumor

Tis Präinvasives Carcinom (Carcinoma in situ)
T0 Keine Evidenz für einen Primärtumor
T1 Tumor beschränkt auf Mucosa *oder* Mucosa und Submucosa
T2 Tumor mit Ausdehnung auf Muscularis *oder* auf Muscularis und Serosa
T3 Tumor mit Ausdehnung auf unmittelbar angrenzende Strukturen
  T3a ohne Fistelbildung
  T3b mit Fistelbildung
T4 Tumor mit Ausdehnung über unmittelbar angrenzende Organe oder Gewebe hinaus
TX Die Minimalerfordernisse zur Bestimmung des Primärtumors liegen nicht vor

N – Regionäre und juxtaregionäre Lymphknoten

N0   Keine Evidenz für einen Befall der regionären Lymph-
     knoten
N1   Befall der regionären Lymphknoten

Anmerkung: Die Kategorien N2 und N3 sind nicht anwendbar.

N4   Befall juxtaregionärer Lymphknoten
NX   Die Minimalerfordernisse zur Beurteilung der regio-
     nären *und/oder* juxtaregionären Lymphknoten lie-
     gen nicht vor

M – Fernmetastasen

M0   Keine Evidenz für Fernmetastasen
M1   Fernmetastasen vorhanden
MX   Die Minimalerfordernisse zur Feststellung von Fern-
     metastasen liegen nicht vor

Postoperative histopathologische Klassifikation: pTNM

pT – Primärtumor

Die pT-Kategorien entsprechen den T-Kategorien.

G – Histopathologisches Grading

G1   Hoher Grad der Differenzierung
G2   Mittlerer Grad der Differenzierung
G3   Geringer Grad der Differenzierung *oder* Entdifferen-
     zierung
GX   Differenzierungsgrad kann nicht bestimmt werden

pN – Regionäre und juxtaregionäre Lymphknoten

Die pN-Kategorien entsprechen den N-Kategorien.

pM – Fernmetastasen

Die pM-Kategorien entsprechen den M-Kategorien.

Stadiengruppierung

Stadium Ia	T1	N0	M0
Stadium Ib	T2	N0	M0
Stadium II	T3, T4	N0	M0
Stadium III	Jedes T	N1	M0
Stadium IV	Jedes T	N4	M0
	Jedes T	Jedes N	M1

Kurzfassung

	Colon
T1/pT1	Nur Mucosa oder Submucosa
T2/pT2	Muscularis oder Serosa
T3a/pT3a	Ausdehnung auf benachbarte Strukturen/ohne Fistelbildung
T3b/pT3b	Mit Fistelbildung
T4/pT4	Ausdehnung über benachbarte Strukturen hinaus
N1	Regionäre Lymphknoten
N4	Juxta-regionäre Lymphknoten

RECTUM (ICD-O 154)

Klassifiziert 1978
(Anerkannt von CNC, DSK, ICPR, JJC)

Die von der UICC 1966 vorgeschlagene klinische Klassifikation wurde zurückgezogen. Die jetzt veröffentlichte Klassifikation beruht auf Befunden einer retrospektiven Studie des AJC.

Regeln zur Klassifikation

Die Klassifikation gilt nur für Carcinome. Histologische Verifikation ist erforderlich. Histologisch nicht verifizierte Fälle sind gesondert aufzuführen.

Informationen, die durch chirurgische Exploration vor der Entscheidung zur definitiven Behandlung gewonnen wurden, sind für die klinische Klassifikation zulässig und müssen vermerkt werden.

Im folgenden werden die Minimalerfordernisse zur Bestimmung der T-, N- und M-Kategorien aufgeführt. Können diese nicht erreicht werden, so werden die Zeichen TX, NX oder MX angewendet.

T-Kategorien: Klinische Untersuchung, Röntgendiagnostik und Endoskopie.

N-Kategorien: Klinische Untersuchung und Röntgendiagnostik.

M-Kategorien: Klinische Untersuchung und Röntgendiagnostik.

Anatomische Regionen

1. Recto-sigmoid-Übergang (154.0)
2. Rectum (154.1)
3. Analkanal (154.2) (s. Analkanal und Anus, S. 74 ff.)

Regionäre und juxtaregionäre Lymphknoten

Regionäre Lymphknoten sind die perirectalen Lymphknoten sowie die Lymphknoten distal der Abzweigung der A. mesenterica inferior.

Juxtaregionäre Lymphknoten sind die para-aortalen und die übrigen subdiaphragmatisch gelegenen intra-abdominalen Lymphknoten.

Prätherapeutische klinische Klassifikation: TNM

T – Primärtumor

Tis Präinvasives Carcinom (Carcinoma in situ)
T0 Keine Evidenz für einen Primärtumor
T1 Tumor beschränkt auf Mucosa *oder* auf Mucosa und Submucosa
T2 Tumor mit Ausdehnung auf Muscularis *oder* auf Muscularis und Serosa
T3 Tumor mit Ausdehnung auf unmittelbar benachbarte Strukturen
  T3a ohne Fistelbildung
  T3b mit Fistelbildung
T4 Tumor mit Ausdehnung über die unmittelbar angrenzenden Organe und Gewebe hinaus
TX Die Minimalerfordernisse zur Bestimmung des Primärtumors liegen nicht vor

N – Regionäre und juxtaregionäre Lymphknoten

N0 Keine Evidenz für einen Befall der regionären Lymphknoten
N1 Befall der regionären Lymphknoten

Anmerkung: Die Kategorien N2 und N3 sind nicht anwendbar.

N4　Befall der juxtaregionären Lymphknoten.

NX　Die Minimalerfordernisse zur Beurteilung der regionären *und/oder* juxtaregionären Lymphknoten liegen nicht vor

M – Fernmetastasen

M0　Keine Evidenz für Fernmetastasen

M1　Fernmetastasen vorhanden

MX　Die Minimalerfordernisse zur Feststellung von Fernmetastasen liegen nicht vor

Postoperative histopathologische Klassifikation: pTNM

pT – Primärtumor

Die pT-Kategorien entsprechen den T-Kategorien.

G – Histopathologisches Grading

G1　Hoher Grad der Differenzierung

G2　Mittlerer Grad der Differenzierung

G3　Geringer Grad der Differenzierung *oder* Entdifferenzierung

GX　Differenzierungsgrad kann nicht bestimmt werden

pN – Regionäre und juxtaregionäre Lymphknoten

Die pN-Kategorien entsprechen den N-Kategorien.

pM – Fernmetastasen

Die pM-Kategorien entsprechen den M-Kategorien.

Stadiengruppierung

Stadium Ia	T1	N0	M0
Stadium Ib	T2	N0	M0
Stadium II	T3, T4	N0	M0
Stadium III	Jedes T	N1	M0
Stadium IV	Jedes T	N4	M0
	Jedes T	Jedes N	M1

Kurzfassung

	Rectum
T1/pT1	Nur Mucosa oder Submucosa
T2/pT2	Muscularis oder Serosa
T3a/pT3a	Ausdehnung auf angrenzende Strukturen/ ohne Fistelbildung
T3b/pT3b	mit Fistelbildung
T4/pT4	Ausdehnung über angrenzende Strukturen hinaus
N1	Regionäre Lymphknoten
N4	Juxtaregionäre Lymphknoten

ANALKANAL (ICD-O 154.2)
ANUS (ICD-O 173.5)

Klassifiziert 1967
(Anerkannt von CNC, DSK, ICPR, JJC)

Die 1967 von der UICC für beide Regionen vorgeschlagene klinische Klassifikation ist noch nicht bewertet. Sie wird daher in Übereinstimmung mit den anderen Klassifikationen des Verdauungstraktes mit nur unwesentlichen Änderungen in ihrer Originalfassung wiedergegeben.

Regeln zur Klassifikation

Die Klassifikation gilt nur für Carcinome. Histologische Verifikation ist erforderlich. Histologisch nicht verifizierte Fälle sind gesondert aufzuführen.

Informationen, die durch chirurgische Exploration vor der Entscheidung zur definitiven Behandlung gewonnen wurden, sind für die klinische Klassifikation zulässig und müssen vermerkt werden.

Im folgenden werden die Minimalerfordernisse zur Bestimmung der T-, N- und M-Kategorien aufgeführt. Können diese nicht erreicht werden, so werden die Zeichen TX, NX oder MX angewendet.

T-Kategorien: Klinische Untersuchung, Röntgendiagnostik und Endoskopie.

N-Kategorien: Klinische Untersuchung und Röntgendiagnostik.

M-Kategorien: Klinische Untersuchung und Röntgendiagnostik.

Regionäre Lymphknoten

Analkanal: Regionäre Lymphknoten sind die perirectalen Lymphknoten und die Lymphknoten distal der Abzweigung der A. mesenterica inferior.

Anus: Regionäre Lymphknoten sind die inguinalen Lymphknoten.

Prätherapeutische klinische Klassifikation: TNM

Analkanal

Tis Präinvasives Carcinom (Carcinoma in situ)

T0 Keine Evidenz für einen Primärtumor

T1 Tumor mit Ausdehnung bis zu einem Drittel des Gesamtumfangs oder der Länge des Analkanals, ohne Infiltration des äußeren Schließmuskels

T2 Tumor mit Ausdehnung auf mehr als ein Drittel des Gesamtumfangs oder der Länge des Analkanals, *oder* Infiltration des äußeren Schließmuskels

T3 Tumor mit Ausdehnung auf das Rectum oder die Haut, jedoch nicht auf andere benachbarte Strukturen

T4 Tumor mit Ausdehnung auf andere benachbarte Strukturen

TX Die Minimalerfordernisse zu Bestimmung des Primärtumors liegen nicht vor

N – Regionäre Lymphknoten

N0 Keine Evidenz für einen Befall der regionären Lymphknoten

N1 Befall der regionären Lymphknoten

NX Die Minimalerfordernisse zur Beurteilung der regionären Lymphknoten liegen nicht vor

M – Fernmetastasen

M0 Keine Evidenz für Fernmetastasen
M1 Fernmetastasen vorhanden
MX Die Minimalerfordernisse zur Feststellung von Fern-
    metastasen liegen nicht vor

Anus

T – Primärtumor

Tis Präinvasives Carcinom (Carcinoma in situ)
T0   Keine Evidenz für einen Primärtumor
T1   Tumor mißt 2 cm oder weniger in seiner größten
     Ausdehnung und wächst rein oberflächlich oder exo-
     phytisch
T2   Tumor mißt in seiner größten Ausdehnung mehr als
     2 cm, jedoch nicht mehr als 5 cm, *oder* Tumor mit mi-
     nimaler Infiltration in die Dermis
T3   Tumor mißt in seiner größten Ausdehnung mehr als
     5 cm, *oder* Tumor mit Tiefeninfiltration in die Dermis
T4   Tumor mit Ausdehnung auf Muskel, Knochen, etc.
TX   Die Minimalerfordernisse zur Bestimmung des Pri-
     märtumors liegen nicht vor

N – Regionäre Lymphknoten

N0 Keine Evidenz für einen Befall der regionären
    Lymphknoten
N1 Bewegliche, unilaterale Lymphknoten
N2 Bewegliche, bilaterale Lymphknoten
N3 Fixierte Lymphknoten
NX Die Minimalerfordernisse zur Beurteilung der regio-
    nären Lymphknoten liegen nicht vor

M – Fernmetastasen

M0 Keine Evidenz für Fernmetastasen
M1 Fernmetastasen vorhanden

MX Die Minimalerfordernisse zur Feststellung von Fernmetastasen liegen nicht vor

Postoperative histopathologische Klassifikation: pTNM

Analkanal und Anus

pT – Primärtumor

Die pT-Kategorien entsprechen den jeweiligen T-Kategorien der beiden Regionen.

pN – Regionäre Lymphknoten

Die pN-Kategorien entsprechen den jeweiligen N-Kategorien der beiden Regionen.

pM – Fernmetastasen

Die pM-Kategorien entsprechen den M-Kategorien.

Stadiengruppierung

Zum gegenwärtigen Zeitpunkt wird eine Stadiengruppierung nicht empfohlen.

Kurzfassung

	Analkanal
T1	≤ ⅓ des Gesamtumfangs oder der Länge/ohne Infiltration des äußeren Schließmuskels
T2	>⅓ des Gesamtumfangs oder der Länge/mit Infiltration des äußeren Schließmuskels
T3	Ausdehnung auf Rectum/Haut
T4	Ausdehnung auf andere benachbarte Strukturen
N1	Befall der regionären Lymphknoten

	Anus
T1	≤ 2 cm/oberflächlich
T2	> 2 – 5 cm/minimale Infiltration
T3	> 5 cm/tiefe Infiltration
T4	Ausdehnung auf Muskel/Knochen
N1	Unilateral/beweglich
N2	Bilateral/beweglich
N3	Fixiert

GYNÄKOLOGISCHE TUMOREN

Einführende Bemerkungen

In diesem Kapitel sind die folgenden, mit den entsprechenden Code-Nummern des ICD-O-Klassifikationsschlüssels versehenen Regionen enthalten:

Cervix uteri   ICD-O 180
Corpus uteri   ICD-O 182
Ovar   ICD-O 183.0
Vagina   ICD-O 184.0
Vulva   ICD-O 184.4

Neben den Mammatumoren waren die Carcinome der Cervix und des Corpus uteri die ersten, die nach dem TNM-System klassifiziert wurden. Die von der „League of Nations" festgelegten Stadien für Cervixcarcinome finden mit geringen Veränderungen seit fast 50 Jahren Anwendung und sind von der Fédération Internationale de Gynécologie et d'Obstétrique (FIGO) anerkannt. Aus diesem Grunde wurden die TNM-Kategorien so definiert, daß sie mit den FIGO-Stadien übereinstimmen. Einige Ergänzungen wurden in Zusammenarbeit mit der FIGO vorgenommen.

Den hier veröffentlichten Klassifikationen haben alle Organisationen zugestimmt, die unter den einzelnen Regionen aufgeführt sind. Die Klassifikation wird mindestens für die nächsten 10 Jahre unverändert bleiben (s. Einleitung, S. V).

Jede Region wird nach folgendem Schema beschrieben

– Regeln zur Klassifikation mit den Minimalerfordernissen zur Bestimmung der T-, N- und M-Kategorien. Zusätzliche Methoden können angewandt werden, wenn sie die Genauigkeit bei der Befunderhebung vorgängig der definitiven Behandlung verbessern

- Einteilung nach anatomischer Region bzw. Bezirk, wo erforderlich
- Definition der regionären und juxtaregionären Lymphknoten
- Prätherapeutische klinische Klassifikation: TNM (s. Einleitung, Allgemeine Regeln, S. 6)
- Postoperative histopathologische Klassifikation: pTNM (s. Einleitung, Allgemeine Regeln, S. 7)
- Stadiengruppierung
- Kurzfassung der Klassifikation

Fernmetastasen
Für alle Regionen können die M1- und pM1-Kategorien wie folgt spezifiziert werden:

Lunge	: PUL	Knochenmark	: MAR
Knochen	: OSS	Pleura	: PLE
Leber	: HEP	Haut	: SKI
Hirn	: BRA	Augen	: EYE
Lymphknoten	: LYM	Andere	: OTH

Zusätzliche Kennzeichen
Gegebenenfalls können bei der Klassifikation die Präfixe y, r, sowie der C-Faktor angewandt werden (s. Einleitung, Allgemeine Regeln, S. 9).

CERVIX UTERI (ICD-O 180)

Klassifiziert 1972, bestätigt 1978
(Anerkannt von CNC, DSK, FIGO, ICPR, JJC)

Die Definitionen der T-Kategorien stimmen mit den verschiedenen, von der FIGO akzeptierten Stadien überein, vorausgesetzt, daß der Primärtumor die einzige Manifestation der Erkrankung ist. Beide Klassifikationen sind zum Vergleich angeführt.

Regeln zur Klassifikation

Histologische Verifikation ist erforderlich. Histologisch nicht verifizierte Fälle sind gesondert aufzuführen.

Es wird empfohlen, daß die bimanuelle Befundung in Narkose von mehr als einem Untersuchenden durchgeführt wird.

Nadel-Cytologie empfiehlt sich, wenn die regionären Lymphknoten palpabel sind.

Im folgenden werden die Minimalerfordernisse zur Bestimmung der T-, N- und M-Kategorien aufgeführt. Können diese nicht erreicht werden, so werden die Zeichen TX, NX oder MX angewendet.

T-Kategorien: Klinische Untersuchung, Cystoskopie und Röntgendiagnostik einschl. Urographie.

N-Kategorien: Klinische Untersuchung, Röntgendiagnostik einschließlich Urographie und Lymphographie zur Beurteilung der juxtaregionären Lymphknoten.

M-Kategorien: Klinische Untersuchung, Röntgendiagnostik.

Anatomische Bezirke

Endocervix (180.0)
Exocervix (180.1)

Regionäre und juxtaregionäre Lymphknoten

Regionäre Lymphknoten sind die parametranen und hypogastrischen Knoten, ferner die Lnn. iliacae externae und iliacae communes, sowie die präsakralen Knoten.
Juxtaregionäre Lymphknoten sind die Lnn. para-aortales.

Prätherapeutische klinische Klassifikation: TNM

T – Primärtumor

UICC-Kategorien	FIGO-Stadien	Cervix uteri
Tis	0	Präinvasives Carcinom (Carcinoma in situ)
T0	–	Keine Evidenz für einen Primärtumor
T1	I	Carcinom beschränkt auf die Cervix. Die Ausdehnung zum Corpus uteri sollte dabei unbeachtet bleiben
T1a	Ia	Mikroinvasives Carcinom (nur histologische Verifikation möglich)
T1b	Ib	Klinisch invasives Carcinom
T2	II	Carcinom überschreitet die Cervix, erreicht jedoch nicht die Beckenwand, *und/oder* Carcinom greift auf die Vagina über, erreicht jedoch nicht deren unteres Drittel

UICC-Kategorien	FIGO-Stadien	Cervix uteri
T2a	IIa	ohne Infiltration des Parametriums
T2b	IIb	mit Infiltration des Parametriums
T3	III	Carcinom mit Ausdehnung in das untere Drittel der Vagina *und/oder* bis zur Beckenwand (kein Zwischenraum zwischen Tumor und Beckenwand)
T3a	IIIa	mit Ausdehnung in das untere Drittel der Vagina
T3b	IIIb	mit Ausdehnung bis zur Beckenwand *und/oder* mit Hydronephrosis oder Stummer Niere infolge tumorbedingter Ureterstenose
T4	IVa	Carcinom mit Ausdehnung in die Mucosa der Harnblase oder des Rectums *und/oder* mit Ausdehnung über das eigentliche Becken hinaus **Anmerkung:** Das Vorhandensein eines bullösen Ödems genügt nicht, um den Tumor als ein T4 einzustufen. Auch Uterusvergrößerung allein ist kein Grund für eine Einstufung in T4.
M1	IVb	Befall entfernterer Organe
TX	–	Die Minimalerfordernisse zur Bestimmung des Primärtumors liegen nicht vor

N – Regionäre und juxtaregionäre Lymphknoten

N0 Keine Evidenz für einen Befall der regionären Lymphknoten

N1   Befall der regionären Lymphknoten

Anmerkung: N2- und N3-Kategorien sind nicht anwendbar.

N4   Befall der juxtaregionären Lymphknoten
NX   Die Minimalerfordernisse zur Beurteilung der regio-
      nären *und/oder* juxtaregionären Lymphknoten lie-
      gen nicht vor

M – Fernmetastasen

M0   Keine Evidenz für Fernmetastasen
M1   Fernmetastasen vorhanden
MX   Die Minimalerfordernisse zur Feststellung von Fern-
      metastasen liegen nicht vor

Postoperative histopathologische Klassifikation: pTNM

pT – Primärtumor

Die pT-Kategorien entsprechen den T-Kategorien.

pN – Regionäre und juxtaregionäre Lymphknoten

Die pN-Kategorien entsprechen den N-Kategorien.

pM – Fernmetastasen

Die pM-Kategorien entsprechen den M-Kategorien.

Stadiengruppierung

Stadium	„0"	Tis		
Stadium	Ia	T1a	N0	M0
Stadium	Ib	T1b	N0	M0
Stadium	IIa	T2a	N0	M0
Stadium	IIb	T2b	N0	M0
Stadium	IIIa	T3a	N0	M0
Stadium	IIIb	T1, T2, T3a	N1	M0
		T3b	N0, N1	M0
Stadium	IVa	T4	N0, N1	M0
		Jedes T	N4	M0
Stadium	IVb	Jedes T	Jedes N	M1

Kurzfassung

UICC	Cervix uteri	*FIGO*
Tis	Carcinoma in situ	0
T1	Beschränkt auf Cervix	I
T1a	Mikroinvasiv	Ia
T1b	Klinisch invasiv	Ib
T2	Ausdehnung auf Vagina (nicht unteres Drittel), Parametrium/nicht Beckenwand	II
T2a	Vagina (nicht unteres Drittel)	IIa
T2b	Parametrium	IIb
T3	Ausdehnung auf das untere Drittel der Vagina/Parametrium/Beckenwand	III
T3a	Vagina/unteres Drittel	IIIa
T3b	Parametrium/Beckenwand	IIIb
T4	Ausdehnung auf Harnblase/Rectum/über eigentliches Becken hinaus	IVa
M1	Befall entfernterer Organe	IVb

CORPUS UTERI (ICD-O 182)

Klassifiziert 1972, bestätigt 1978
(Anerkannt von CNC, DSK, FIGO, ICPR, JJC)

Die Definition der T-Kategorien stimmt mit den verschiedenen, von der FIGO akzeptierten Stadien überein, vorausgesetzt, daß der Primärtumor die einzige Manifestation der Erkrankung ist. Beide Klassifikationen sind zum Vergleich aufgeführt.

Regeln zur Klassifikation

Histologische Verifikation ist erforderlich. Histologisch nicht verifizierte Fälle sind gesondert aufzuführen. Wegen der Bedeutung der histologischen Struktur empfiehlt sich die Dokumentation des Differenzierungsgrades. Die Diagnose sollte anhand der Untersuchung des Präparates gestellt werden, das bei der fraktionierten Ausschabung des Uterus gewonnen wurde.

Im folgenden werden die Minimalerfordernisse zur Bestimmung der T-, N- und M-Kategorien aufgeführt. Können diese nicht erreicht werden, so werden die Zeichen TX, NX oder MX angewendet.

T-Kategorien: Klinische Untersuchung, Röntgendiagnostik einschl. Urographie; Cystoskopie bei Bedarf.

N-Kategorien: Klinische Untersuchung, Röntgendiagnostik einschl. Urographie.

M-Kategorien: Klinische Untersuchung, Röntgendiagnostik.

Anatomische Bezirke

Corpus uteri 182.0
Isthmus uteri 182.1

Regionäre Lymphknoten

Regionäre Lymphknoten sind die hypogastrischen Lymphknoten distal der Bifurkation der A. iliaca communis sowie die präsacralen und para-aortalen Lymphknoten.

Prätherapeutische klinische Klassifikation: TNM

T – Primärtumor

UICC-Kategorien	FIGO-Stadien	Corpus uteri
Tis	0	Präinvasives Carcinom (Carcinoma in situ)
T0	–	Keine Evidenz für einen Primärtumor
T1	I	Carcinom beschränkt sich auf das Corpus uteri
T1a	Ia	Das Cavum uteri mißt 8 cm oder weniger in seiner größten Ausdehnung
T1b	Ib	Das Cavum uteri mißt mehr als 8 cm in seiner größten Ausdehnung
		Anmerkung: FIGO-Stadium I ist graduell noch unterteilt.
T2	II	Carcinom breitet sich auf die Cervix aus, jedoch nicht außerhalb des Uterus
T3	III	Carcinom breitet sich außerhalb des Uterus aus, einschl. Befall der Vagina, es verbleibt aber innerhalb des kleinen Beckens
T4	IVa	Carcinom infiltriert die Mucosa der Harnblase oder des Rectums *und/oder* überschreitet die Grenzen des kleinen Beckens

UICC- *Kategorien*	FIGO- *Stadien*	Corpus uteri
		Anmerkung: Das Vorhandensein eines bullösen Ödems ist nicht ausreichend für die Klassifizierung des Tumors als T4.
M1	IVb	Ausdehnung auf entferntere Organe
TX	–	Die Minimalerfordernisse zur Bestimmung des Primärtumors liegen nicht vor

N – Regionäre Lymphknoten

N0 Keine Evidenz für einen Befall der regionären Lymphknoten
N1 Befall der regionären Lymphknoten
NX Die Minimalerfordernisse zur Beurteilung der regionären Lymphknoten liegen nicht vor

M – Fernmetastasen

M0 Keine Evidenz für Fernmetastasen
M1 Fernmetastasen vorhanden
MX Die Minimalerfordernisse zur Feststellung von Fernmetastasen liegen nicht vor

Postoperative histopathologische Klassifikation: pTNM

pT – Primärtumor

Die pT-Kategorien entsprechen den T-Kategorien.

G – Histopathologisches Grading

G1 Hoher Grad der Differenzierung
G2 Mittlerer Grad der Differenzierung

G3 Geringer Grad der Differenzierung *oder* Entdifferenzierung

GX Differenzierungsgrad kann nicht bestimmt werden

pN – Regionäre Lymphknoten

Die pN-Kategorien entsprechen den N-Kategorien.

pM – Fernmetastasen

Die pM-Kategorien entsprechen den M-Kategorien.

Stadiengruppierung

Stadium	„0"	Tis		
Stadium	Ia	T1a	N0	M0
Stadium	Ib	T1b	N0	M0
Stadium	II	T2	N0	M0
Stadium	III	T3	N0	M0
Stadium		T1, T2, T3	N1	M0
Stadium	IVa	T4	N0 N1	M0
Stadium	IVb	Jedes T	Jedes N	M1

Kurzfassung

UICC	Corpus uteri	FIGO
Tis	Carcinoma in situ	0
T1	Beschränkt auf Corpus uteri	I
T1a	Cavum uteri ≤ 8 cm	Ia
T1b	Cavum uteri > 8 cm	Ib
T2	Ausdehnung auf Cervix	II
T3	Ausdehnung über Uterus hinaus/aber innerhalb des kleinen Beckens	III
T4	Ausdehnung auf Harnblase/Rectum/ über kleines Becken hinaus	IVa
M1	Befall entfernterer Organe	IVb

OVAR (ICD-O 183.0)

Klassifiziert 1971, bestätigt 1978
(Anerkannt von CNC, DSK, FIGO, ICPR, JJC)

Die Definitionen der T-Kategorien stimmen mit den verschiedenen, von der FIGO akzeptierten Stadien überein, vorausgesetzt, daß der Primärtumor die einzige Manifestation der Erkrankung ist. Beide Klassifikationen sind zum Vergleich aufgeführt.

Regeln zur Klassifikation

Histologische Verifikation ist erforderlich wegen der prognostischen Bedeutung der histologischen Struktur. Histologisch nicht verifizierte Fälle müssen gesondert aufgeführt werden. In Übereinstimmung mit der FIGO wird eine vereinfachte Version der von der WHO vorgelegten histologischen Einteilung (1973, Veröffentlichung Nr. 9) empfohlen. Zusätzlich sollte der Differenzierungsgrad dokumentiert werden.

Im folgenden werden die Minimalerfordernisse zur Bestimmung der T-, N- und M-Kategorien aufgeführt. Können diese nicht erreicht werden, so werden die Zeichen TX, NX oder MX angewendet.

T-Kategorien: Klinische Untersuchung einschließlich Laparoskopie und/oder Laparotomie.

N-Kategorien: Klinische Untersuchung einschließlich Laparoskopie und/oder Laparotomie.

M-Kategorien: Klinische Untersuchung einschließlich Laparoskopie und/oder Laparotomie und Röntgendiagnostik.

Regionäre Lymphknoten

Regionäre Lymphknoten sind die iliakalen, die lateralen sacralen, die para-aortalen und die inguinalen Lymphknoten.

Prätherapeutische klinische Klassifikation: TNM

T – Primärtumor

UICC-Kategorien	FIGO-Stadien	Ovar
T0	–	Keine Evidenz für einen Primärtumor
T1	I	Tumor beschränkt auf die Ovarien
T1a	Ia	Tumor auf ein Ovar beschränkt. Kein Ascites
T1a1	Iai	Kein Tumor auf der Oberfläche des Ovars. Kapsel intakt
T1a2	Iaii	Tumor auf der Oberfläche des Ovars *und/oder* Kapselriß
T1b	Ib	Tumor auf beide Ovarien beschränkt. Kein Ascites
T1b1	Ibi	Kein Tumor auf der Oberfläche der beiden Ovarien: Kapsel intakt
T1b2	Ibii	Tumor auf der Oberfläche eines oder beider Ovarien *und/oder* eine der beiden Kapseln ist gerissen
T1c	Ic	Tumor beschränkt auf ein oder beide Ovarien. Ascites enthält maligne Zellen oder positive peritoneale Spülung
T2	II	Tumor hat eines oder beide Ovarien befallen mit Ausdehnung ins Becken
T2a	IIa	Tumor mit Ausdehnung *und/oder* mit Metastasen zum Uterus *und/oder* einer oder beiden Tuben, aber ohne Befall des visceralen Peritoneums. Kein Ascites

UICC- *Kategorien*	FIGO- *Stadien*	Ovar
T2b	IIb	Tumor dehnt sich auf andere Beckengewebe aus, *und/oder* befällt das viscerale Peritoneum. Kein Ascites
T2c	IIc	Tumor dehnt sich auf den Uterus aus *und/oder* auf eine oder beide Tuben *und/oder* andere Beckengewebe. Ascites enthält maligne Zellen *oder* positive peritoneale Spülung
T3	III	Tumor befällt eines *oder* beide Ovarien mit Ausdehnung auf den Dünndarm oder das Omentum, ist aber makroskopisch auf das kleine Becken beschränkt, *oder* intraperitoneale Metastasen außerhalb des kleinen Beckens *oder* positive retroperitoneale Knoten oder beides
M1	IV	Befall entfernterer Organe
TX	–	Die Minimalerfordernisse zur Bestimmung des Primärtumors liegen nicht vor
Spezialkategorie		Unabgeklärte Fälle, die als Ovarialcarcinom betrachtet werden

N – Regionäre Lymphknoten

N0 Keine Evidenz für einen Befall der regionären Lymphknoten

N1 Befall der regionären Lymphknoten

NX Die Minimalerfordernisse zur Beurteilung der regionären Lymphknoten liegen nicht vor

M – Fernmetastasen

M0 Keine Evidenz für Fernmetastasen

M1 Fernmetastasen vorhanden

MX Die Minimalerfordernisse zur Feststellung von Fernmetastasen liegen nicht vor

Postoperative histopathologische Klassifikation: pTNM

pT – Primärtumor

Die pT-Kategorien entsprechen den T-Kategorien.

G – Histopathologisches Grading

G1 Tumor mit geringer potentieller Malignität („Border-line malignancy")
G2 Offensichtlich maligner Tumor
GX Differenzierungsgrad kann nicht bestimmt werden

pN – Regionäre Lymphknoten

Die pN-Kategorien entsprechen den N-Kategorien.

pM – Fernmetastasen

Die pM-Kategorien entsprechen den M-Kategorien.

Stadiengruppierung

Stadium Iai	T1a1	N0	M0
Stadium Iaii	T1a2	N0	M0
Stadium Ibi	T1b1	N0	M0
Stadium Ibii	T1b2	N0	M0
Stadium Ic	T1c	N0	M0
Stadium IIa	T2a	N0	M0
Stadium IIb	T2b	N0	M0
Stadium IIc	T2c	N0	M0
Stadium III	T3	N0	M0
	T1, T2, T3	N1	M0
Stadium IV	Jedes T	Jedes N	M1

Anmerkung: Nicht abgeklärte Fälle müssen gesondert aufgeführt werden.

Kurzfassung

UICC	Ovar	*FIGO*
T1	Auf Ovarien beschränkt	I
T1a	Ein Ovar. Kein Ascites	Ia
T1b	Beide Ovarien. Kein Ascites	Ib
T1c	Ein oder beide Ovarien. Ascites	Ic
T2	Mit Ausdehnung auf das Becken	II
T2a	Uterus *und/oder* Tuben. Kein Ascites	IIa
T2b	Andere Beckengewebe. Kein Ascites	IIb
T2c	Andere Beckengewebe. Ascites	IIc
T3	Ausdehnung auf Dünndarm/Omentum, beschränkt auf kleines Becken *oder* intraperitoneale Metastasen/retroperitoneale Knoten	III
M1	Befall entfernterer Organe	IV

VAGINA (ICD-O 184)

Klassifiziert 1968, bestätigt 1978
(Anerkannt von CNC, DSK, FIGO, ICPR, JJC)

Regeln zur Klassifikation

Die Klassifikation gilt nur für Primärcarcinome. Tumoren, die sekundär in der Vagina entstehen und deren Ursprung entweder genital oder extragenital ist, sollten gesondert aufgeführt werden.

Eine Neubildung an der Portio uteri, die den äußeren Muttermund erreicht hat, sollte den Cervixcarcinomen zugeordnet werden. Eine Neubildung, die die Vulva einbezieht, sollte als Carcinom der Vulva klassifiziert werden.

Eine Neubildung an der Urethra muß entsprechend ihrer histologischen Klassifikation eingeordnet werden.

Histologische Verifikation der Fälle ist erforderlich. Histologisch nicht verifizierte Fälle sind gesondert aufzuführen.

Im folgenden werden die Minimalerfordernisse zur Bestimmung der T-, N- und M-Kategorien aufgeführt. Können diese nicht erreicht werden, so werden die Zeichen TX, NX oder MX angewendet.

T-Kategorien: Klinische Untersuchung, Endoskopie und Röntgendiagnostik.

N-Kategorien: Klinische Untersuchung und Röntgendiagnostik.

M-Kategorien: Klinische Untersuchung und Röntgendiagnostik.

Regionäre Lymphknoten

Obere zwei Drittel der Vagina: Die Beckenlymphknoten distal der Bifurkation der Aorta.
Unteres Drittel der Vagina: Die inguinalen Lymphknoten.

Prätherapeutische klinische Klassifikation: TNM

T – Primärtumor

UICC- *Kategorien*	FIGO- *Stadien*	Vagina
Tis	0	Präinvasives Carcinom (Carcinoma in situ)
T0	–	Keine Evidenz für einen Primärtumor
T1	I	Tumor beschränkt sich auf die Vaginalwand
T2	II	Tumor befällt das paravaginale Gewebe, erreicht aber die Beckenwand nicht
T3	III	Tumor erreicht die Beckenwand
T4	IVa	Tumor infiltriert die Mucosa der Blase und/oder das Rectum *und/oder* überschreitet die Grenzen des kleinen Beckens **Anmerkung:** Das Vorhandensein eines bullösen Ödems ist kein hinreichender Grund für die Einordnung in T4.
M1	IVb	Ausdehnung auf entferntere Organe
TX	–	Die Minimalerfordernisse zur Bestimmung des Primärtumors liegen nicht vor

N – Regionäre Lymphknoten

N0 Keine Evidenz für einen Befall der regionären Lymphknoten

Obere zwei Drittel

N1 Befall der regionären Lymphknoten

Unteres Drittel

N1 Bewegliche unilaterale Lymphknoten
N2 Bewegliche bilaterale Lymphknoten
N3 Fixierte Lymphknoten
NX Die Minimalerfordernisse zur Beurteilung der regionären Lymphknoten liegen nicht vor

M – Fernmetastasen

M0 Keine Evidenz für Fernmetastasen
M1 Fernmetastasen vorhanden
MX Die Minimalerfordernisse zur Feststellung von Fernmetastasen liegen nicht vor

Postoperative histopathologische Klassifikation: pTNM

pT – Primärtumor

Die pT-Kategorien entsprechen den T-Kategorien.

pN – Regionäre Lymphknoten

Die pN-Kategorien entsprechen den N-Kategorien.

pM – Fernmetastasen

Die pM-Kategorien entsprechen den M-Kategorien.

Stadiengruppierung

Stadium I	T1	N0	M0
Stadium II	T2	N0	M0
Stadium III	T3	N0	M0
	T1, T2, T3	N1	M0
Stadium IVa	T1, T2, T3	N2, N3	M0
	T4	jedes N	M0
Stadium IVb	jedes T	jedes N	M1

Kurzfassung

UICC	Vagina	*FIGO*
T1	Vaginalwand	I
T2	Paravaginales Gewebe	II
T3	Ausdehnung zur Beckenwand	III
T4	Blase/Rectum über kleines Becken hinaus	IVa

VULVA (ICD-O 184.4)

Klassifiziert 1978
(Anerkannt von CNC, DSK, FIGO, ICPR, JJC)

Regeln zur Klassifikation

Die Klassifikation gilt nur für Carcinome. Histologische
Verifikation und entsprechende Einteilung der Fälle ist erforderlich. Histologisch nicht verifizierte Fälle sind gesondert aufzuführen.

Im folgenden werden die Minimalerfordernisse zur Bestimmung der T-, N- und M-Kategorien aufgeführt. Können diese nicht erreicht werden, so werden die Zeichen
TX, NX oder MX angewendet.

T-Kategorien: Klinische Untersuchung, Endoskopie und
Röntgendiagnostik.
N-Kategorien: Klinische Untersuchung und Röntgendia-
gnostik.
M-Kategorien: Klinische Untersuchung und Röntgendia-
gnostik.

Regionäre Lymphknoten

Regionäre Lymphknoten sind die Lnn. inguinales superficiales et profundi (Rosenmüller), die Lnn. iliacae externae
und die Lnn. iliacae internae (hypogastricae).

Prätherapeutische klinische Klassifikation: TNM

T – Primärtumor

UICC-Kategorien	*FIGO-Stadien*	Vulva
Tis	0	Präinvasives Carcinom (Carcinoma in situ)
T0	–	Keine Evidenz für einen Primärtumor
T1	I	Tumor beschränkt auf die Vulva, mißt 2 cm oder weniger in seiner größten Ausdehnung
T2	II	Tumor beschränkt auf Vulva, mißt mehr als 2 cm in seiner größten Ausdehnung
T3	III	Tumor beliebiger Größe, dehnt sich auf die untere Urethra aus *und/oder* auf Vagina oder Perineum oder Anus
T4	IV(part)	Tumor beliebiger Größe, dehnt sich auf obere Urethra aus *und/oder* `auf Mucosa der Blase oder des Rectums *oder* ist an Beckenwand fixiert
M1	IV(part)	Ausdehnung auf entferntere Organe
TX	–	Die Minimalerfordernisse zur Bestimmung des Primärtumors liegen nicht vor

N – Regionäre Lymphknoten

N0   Keine Evidenz für einen Befall der regionären Lymphknoten

N1   Bewegliche homolaterale regionäre Lymphknoten

N2   Bewegliche bilaterale regionäre Lymphknoten

N3   Fixierte regionäre Lymphknoten

NX   Die Minimalerfordernisse zur Beurteilung der regionären Lymphknoten liegen nicht vor

M – Fernmetastasen

M0 Keine Evidenz für Fernmetastasen
M1 Fernmetastasen vorhanden
MX Die Minimalerfordernisse zur Feststellung von Fernmetastasen liegen nicht vor

Postoperative histopathologische Klassifikation: pTNM

pT – Primärtumor

Die pT-Kategorien entsprechen den T-Kategorien.

pN – Regionäre Lymphknoten

Die pN-Kategorien entsprechen den N-Kategorien.

pM – Fernmetastasen

Die pM-Kategorien entsprechen den M-Kategorien.

Stadiengruppierung

Stadium I	T1	N0	M0
Stadium II	T2	N0	M0
Stadium III	T3	N0	M0
	T1, T2, T3	N1, N2	M0
Stadium IVa	T4	N0, N1, N2	M0
	jedes T	N3	M0
Stadium IVb	jedes T	jedes N	M1

Kurzfassung

UICC	Vulva	*FIGO*
T1	≤ 2 cm	I
T2	>2 cm	II
T3	Untere Urethra/Vagina/Perineum/Anus	III
T4	Obere Urethra/Blase/Rectum/Beckenwand	IV (part)
N1	Homolateral/beweglich	–
N2	Bilateral/beweglich	–
N3	Fixiert	–

UROLOGISCHE TUMOREN

Einführende Bemerkungen

In diesem Kapitel sind die folgenden, mit den entsprechenden Code-Nummern des ICD-O-Klassifikationsschlüssels versehenen Regionen enthalten:

Niere	ICD-O 189
Harnblase	ICD-O 188
Prostata	ICD-O 185
Hoden	ICD-O 186
Penis	ICD-O 187

Die Tumoren dieser Region (außer Penis) können nach einem gemeinsamen Schema klassifiziert werden. Dieses wurde 1974 auf Empfehlung einer internationalen urologischen Studiengruppe erstellt und mit einer beachtlichen retrospektiven Datensammlung untermauert. Den hier veröffentlichten Klassifikationen haben alle Organisationen zugestimmt, die unter den einzelnen Regionen aufgeführt sind. Die Klassifikationen werden mindestens während 10 Jahren unverändert bleiben (s. Vorwort, S. V).

Jede Region wird nach folgendem Schema beschrieben

- Regeln zur Klassifikation mit den Minimalerfordernissen zur Bestimmung der T-, N- und M-Kategorien. Zusätzliche Methoden können angewandt werden, wenn sie die Genauigkeit der Befunderhebung vorgängig der definitiven Behandlung verbessern
- Einteilung nach anatomischer Region bzw. Bezirk, wo erforderlich
- Definition der regionären und juxtaregionären Lymphknoten
- Prätherapeutische klinische Klassifikation: TNM (s. Einleitung, Allgemeine Regeln, S. 6)

– Postoperative histopathologische Klassifikation: pTNM
  (s. Einleitung, Allgemeine Regeln, S. 7)
– Kurzfassung der Klassifikation

Fernmetastasen: Für alle Regionen können die Kategorien
M1 und pM1 wie folgt spezifiziert werden:

Lunge	: PUL	Knochenmark	: MAR
Knochen	: OSS	Pleura	: PLE
Leber	: HEP	Haut	: SKI
Hirn	: BRA	Augen	: EYE
Lymphknoten	: LYM	Andere	: OTH

Zusätzliche Kennzeichen
Gegebenenfalls können bei der Klassifikation die Präfixe
y, r, sowie der C-Faktor angewandt werden (s. Einleitung,
Allgemeine Regeln, S. 9).

NIERE (ICD-O 189)

Klassifiziert 1974, bestätigt 1978
(Anerkannt von CNC, DSK, ICPR, JJC)

Regeln zur Klassifikation

Die Klassifikation gilt nur für Nieren-Carcinome. Adenome sind extra anzuführen.

Histologische Verifikation ist erforderlich. Histologisch nicht verifizierte Fälle sind gesondert anzuführen.

Im folgenden werden die Minimalerfordernisse zur Bestimmung der T-, N- und M-Kategorien aufgeführt. Können diese nicht erreicht werden, so werden die Zeichen TX, NX oder MX angewendet.

T-Kategorien: Klinische Untersuchung, Urographie und Arteriographie vor der endgültigen Behandlung. Venocavographie wird empfohlen.

N-Kategorien: Klinische Untersuchung, Röntgendiagnostik, Lymphographie und Urographie.

M-Kategorien: Klinische Untersuchung und Röntgendiagnostik. Bei fortgeschrittenen Primärtumoren bzw. wenn es der klinische Verdacht erfordert, sollten radiologische oder szintigraphische Untersuchungen durchgeführt werden.

Regionäre und juxtaregionäre Lymphknoten

Regionäre Lymphknoten sind die para-aortalen und paracavalen Lymphknoten.

Juxtaregionäre Lymphknoten sind die Lymphknoten im Becken und Mediastinum sowie die supraclaviculären Lymphknoten.

Prätherapeutische klinische Klassifikation: TNM

T – Primärtumor

Wenn keine Arteriographie vorliegt, soll das Symbol TX verwendet werden:

T0   Keine Evidenz für einen Primärtumor

T1   Evidenz für einen kleinen Tumor, ohne Nierenvergrößerung. Es bestehen geringfügige Kelch-Distorsion oder -verformung und umschriebene Gefäßveränderungen, umgeben von Nierenparenchym

T2   Evidenz für einen großen Tumor mit Verformung *und/oder* Vergrößerung der Niere, *oder* Befall des Kelchsystems *oder* des Nierenbeckens. Arteriographisch ist die Kontinuität des Cortex erhalten

T3   Evidenz für Ausbreitung in das Fettgewebe der Niere, des Nierenbeckens oder in die Nieren-Hilus-Gefäße

T4   Evidenz für Befall benachbarter Organe oder der Bauchwand

TX   Die Minimalerfordernisse zur Bestimmung des Primärtumors liegen nicht vor

N – Regionäre Lymphknoten und juxtaregionäre Lymphknoten

N0   Keine Evidenz für einen Befall der regionären Lymphknoten

N1   Befall eines einzelnen homolateralen regionären Lymphknotens

N2   Befall kontralateraler *oder* bilateraler *oder* mehrerer regionärer Lymphknoten

N3   Fixierte regionäre Lymphknoten (bestimmbar nur nach chirurgischer Exploration)

N4   Befall von juxta-regionären Lymphknoten

NX Die Minimalerfordernisse zur Beurteilung der regio-
    nären *und/oder* juxtaregionären Lymphknoten lie-
    gen nicht vor

M – Fernmetastasen

M0 Keine Evidenz für Fernmetastasen
M1 Fernmetastasen vorhanden
MX Die Minimalerfordernisse zur Feststellung von Fern-
    metastasen liegen nicht vor

Postoperative histopathologische Klassifikation: pTNM

pT – Primärtumor

Die pT-Kategorien entsprechen den T-Kategorien.

G – Histopathologisches Grading

G1 Hoher Grad der Differenzierung
G2 Mittlerer Grad der Differenzierung
G3 Geringer Grad der Differenzierung *oder* Entdifferen-
    zierung
GX Differenzierungsgrad kann nicht bestimmt werden

V – Befall der Venen

V0 Venen enthalten keinen Tumor
V1 Nierenvene enthält Tumor
V2 Vena cava enthält Tumor
VX Das Ausmaß des Befalls kann nicht bestimmt wer-
    den

pN – Regionäre und juxtaregionäre Lymphknoten

Die pN-Kategorien entsprechen den N-Kategorien.

pM – Fernmetastasen

Die pM-Kategorien entsprechen den M-Kategorien.

Stadiengruppierung

Eine Stadiengruppierung wird derzeit nicht empfohlen.

Kurzfassung

	Niere
T1	Kleiner Tumor/keine Nierenvergrößerung
T2	Großer Tumor/Cortex erhalten
T3	Ausdehnung in das Nierenbecken-Fettgewebe oder in die Nieren-Hilusgefäße
T4	Ausdehnung auf benachbarte Organe
N1	Einzelner, homolateraler regionärer Lymphknoten
N2	Kontralaterale oder bilaterale/multiple regionäre Lymphknoten
N3	Fixierte regionäre Lymphknoten
N4	Juxtaregionäre Lymphknoten
V1	Nierenvene befallen
V2	Vena cava befallen

HARNBLASE (ICD-O 188)
Klassifiziert 1974, bestätigt 1978
(Anerkannt von CNC, DSK, ICPR, JJC)

Regeln zur Klassifikation

Die Klassifikation gilt nur für epitheliale Tumoren. Histologische oder cytologische Verifikation ist erforderlich. Nicht verifizierte Fälle sind gesondert aufzuführen.

Bei den Papillomen ist die Klassifikation nicht anwendbar. Diese Fälle sind unter Kategorie G0 einzuordnen. Papilläre, nichtinvasive Karzinome sind unter Kategorie TA aufzuführen.

Im folgenden werden die Minimalerfordernisse zur Bestimmung der T-, N- und M-Kategorien aufgeführt. Können diese nicht erreicht werden, so werden die Zeichen TX, NX oder MX angewendet.

T-Kategorien: Klinische Untersuchung, Urographie, Cystoskopie, bimanuelle Untersuchung in Narkose und Biopsie *oder* transurethrale Resektion des Tumors (falls angezeigt) vor definitiver Behandlung.

N-Kategorien: Klinische Untersuchung, Röntgendiagnostik einschl. Lymphographie und Urographie.

M-Kategorien: Klinische Untersuchung und Röntgendiagnostik. Bei fortgeschrittenen Primärtumoren, oder wenn klinischer Verdacht besteht, sollten röntgenologische oder szintigraphische Untersuchungen durchgeführt werden.

Regionäre und juxtaregionäre Lymphknoten

Regionäre Lymphknoten sind die Beckenlymphknoten unterhalb der Verzweigung der A. iliaca communis.

Juxtaregionäre Lymphknoten sind die Lnn. inguinales superficiales et profundi, die Lnn. iliacae communes und die paraaortalen Lymphknoten.

Prätherapeutische klinische Klassifikation: TNM

T – Primärtumor

Tis Flacher Tumor. Präinvasives Carcinom (Carcinoma in situ)
TA   Papilläres noninvasives Carcinom
T0   Keine Evidenz für Primärtumor
T1   Bei bimanueller Untersuchung: freibewegliche Masse; nach kompletter transurethraler Resektion (TUR) sollte sie nicht mehr tastbar sein; und/oder mikroskopisch: Keine Invasion über die Lamina properia hinaus
T2   Bei bimanueller Untersuchung: Verhärtung der Blasenwand, die jedoch beweglich ist; nach kompletter transurethraler Resektion bleibt keine Verhärtung zurück und/oder mikroskopisch: Invasion der oberflächlichen Muskulatur
T3   Bei bimanueller Untersuchung: Bewegliche, verhärtete oder knotige Tumormasse in der Blasenwand, die auch nach der transurethralen Resektion des exophytischen Anteils des Tumors bestehen bleibt, und/oder mikroskopisch: Invasion der tiefen Muskulatur oder Blasenwand
     T3a Invasion der tiefen Muskulatur
     T3b Perforierende Invasion der Blasenwand
T4   Tumor fixiert oder Ausbreitung in die benachbarten Strukturen und/oder mikroskopisch:
     T4a Invasion von Prostata, Uterus oder Vagina
     T4b Fixation an der Beckenwand und/oder der Bauchwand

Anmerkung: Das Symbol (m) kann der entsprechenden T-Kategorie beigefügt werden, wenn multiple Tumoren vorhanden sind, z. B. T2(m).

TX Die Minimalerfordernisse zur Bestimmung des Primärtumors liegen nicht vor

N – Regionäre und juxtaregionäre Lymphknoten

N0 Keine Evidenz für einen Befall der regionären Lymphknoten

N1 Befall eines einzelnen, homolateralen regionären Lymphknotens

N2 Befall kontralateraler *oder* bilateraler *oder* multipler regionärer Lymphknoten

N3 Fixierte regionäre Lymphknoten (fixierte Masse auf der Beckenwand mit freiem Zwischenraum zwischen der Masse und dem Tumor)

N4 Befall juxtaregionärer Lymphknoten

NX Die Minimalerfordernisse zur Beurteilung der regionären *und/oder* juxtaregionären Lymphknoten liegen nicht vor

M – Fernmetastasen

M0 Keine Evidenz für Fernmetastasen

M1 Fernmetastasen vorhanden

MX Die Minimalerfordernisse zur Feststellung von Fernmetastasen liegen nicht vor

Postoperative histopathologische Klassifikation: pTNM

pT – Primärtumor

pTis Präinvasives Carcinom (Carcinoma in situ)

pTA Papilläres, nicht-invasives Carcinom

pT0 Keine Evidenz für Primärtumor bei histologischer Untersuchung des Resektats

pT1 Tumorausdehnung nicht über die Lamina propria hinaus

pT2 Tumor mit Invasion der oberflächlichen Muskulatur (nicht mehr als die Hälfte des Muskelmantels)

pT3 Tumor mit Invasion der tiefen Muskulatur (mehr als
     die Hälfte des Muskelmantels) *oder* mit Invasion des
     perivesikulären Gewebes
pT4 Tumor mit Invasion der Prostata oder anderer Struk-
     turen außerhalb der Harnblase
pTX Tumorinvasion kann nicht bestimmt werden

G – Histopathologisches Grading

G0   Papillome, keine Evidenz einer Anaplasie
G1   Hoher Grad der Differenzierung
G2   Mittlerer Grad der Differenzierung
G3   Geringer Grad der Differenzierung *oder* Entdifferen-
     zierung
GX   Differenzierungsgrad kann nicht bestimmt werden

L – Invasion der Lymphgefäße

L0   Keine Evidenz für Lymphgefäß-Invasion
L1   Oberflächliche Invasion der Lymphgefäße
L2   Tiefe Invasion der Lymphgefäße
LX   Lymphgefäß-Invasion kann nicht bestimmt werden

pN – Regionäre und juxtaregionäre Lymphknoten

Die pN-Kategorien entsprechen den N-Kategorien.

pM – Fernmetastasen

Die pM-Kategorien entsprechen den M-Kategorien.

Stadiengruppierung

Eine Stadiengruppierung wird derzeit nicht empfohlen.

Kurzfassung

	Harnblase
Tis	„Flacher Tumor", in situ
TA	Papillär, non-invasiv
T1	Frei bewegliche Masse, nach TUR nicht mehr tastbar. Lamina propria
T2	Verhärtung der Blasenwand, nach TUR nicht mehr tastbar. Oberflächliche Muskulatur
T3	Masse/Verhärtung, auch nach TUR tastbar
T4	Fixiert. Ausdehnung auf benachbarte Strukturen
N1	Einzelner, homolateraler regionärer Lymphknoten
N2	Kontra- oder bilaterale/multiple regionäre Lymphknoten
N3	Fixierte regionäre Lymphknoten
N4	Juxtaregionäre Lymphknoten

PROSTATA (ICD-O 185)

Klassifiziert 1974, bestätigt 1978
(Anerkannt von CNC, DSK, ICPR, JJC)

Regeln zur Klassifikation

Die Klassifikation gilt nur für Carcinome. Histologische Verifikation ist erforderlich. Nicht verifizierte Fälle sind gesondert aufzuführen.

Im folgenden werden die Minimalerfordernisse zur Bestimmung der T-, N- und M-Kategorien aufgeführt. Können diese nicht erreicht werden, so werden die Zeichen TX, NX oder MX angewendet.

T-Kategorien: Klinische Untersuchung, Urographie, Endoskopie und Biopsie (falls angezeigt) vor definitiver Behandlung.

N-Kategorien: Klinische Untersuchung, Röntgendiagnostik einschl. Lymphographie und/oder Urographie.

M-Kategorien: Klinische Untersuchung, Röntgendiagnostik, Skeletstatus und entsprechende biochemische Laboruntersuchungen.

Regionäre und juxtaregionäre Lymphknoten

Regionäre Lymphknoten sind die Becken-Lymphknoten unterhalb der Verzweigung der A. iliaca communis.

Juxtaregionäre Lymphknoten sind die Lnn. inguinales superficiales et profundi, die Lnn. iliacae communes und die paraaortalen Lymphknoten.

Prätherapeutische klinische Klassifikation: TNM

T – Primärtumor

Tis Präinvasives Carcinom (Carcinoma in situ)

T0 Kein tastbarer Tumor

> **Anmerkung:** Diese Kategorie schließt solche Fälle ein, bei denen ein Carcinom zufällig in einem Operations- oder Biopsiepräparat festgestellt wurde. Diese Fälle sollten auch unter der entsprechenden pT-Kategorie erfaßt werden.

T1 Intrakapsulärer Tumor, umgeben von normaler Drüse als Tastbefund

T2 Tumor ist auf Drüse beschränkt. Weiche Knötchen verformen die Kontur, aber seitliche Sulci und Samenblasen sind nicht befallen

T3 Tumor mit Ausbreitung über die Kapsel hinaus, mit oder ohne Befall der seitlichen Sulci *und/oder* der Samenblasen

T4 Fixierter Tumor oder Ausbreitung auf benachbarte Strukturen

> **Anmerkung:** Das Symbol (m) sollte den entsprechenden T-Kategorien beigefügt werden, wenn multiple Tumoren vorhanden sind, z. B. T2(m).

TX Die Minimalerfordernisse zur Bestimmung des Primärtumors liegen nicht vor

N – Regionäre und juxtaregionäre Lymphknoten

N0 Keine Evidenz für einen Befall der regionären Lymphknoten

N1 Befall eines einzelnen, homolateralen regionären Lymphknotens

N2 Befall kontralateraler *oder* bilateraler *oder* multipler regionärer Lymphknoten

N3   Fixierte regionäre Lymphknoten. (Fixierte Masse an
      der Beckenwand, mit einem freien Raum zwischen
      der Masse und dem Tumor)
N4   Befall juxtaregionärer Lymphknoten

Anmerkung: Falls die Lymphøgraphie eine Ausdehnung auf
die juxtaregionären Lymphknoten anzeigt, wird eine Scale-
nus-Lymphknoten-Biopsie empfohlen.

NX   Die Minimalerfordernisse zur Beurteilung der regio-
      nären *und/oder* juxtaregionären Lymphknoten lie-
      gen nicht vor

M – Fernmetastasen

M0   Keine Evidenz für Fernmetastasen
M1   Fernmetastasen vorhanden
MX   Die Minimalerfordernisse zur Feststellung von Fern-
      metastasen liegen nicht vor

Postoperative histopathologische Klassifikation: pTNM

pTis   Präinvasives Carcinom
pT0   Keine Evidenz für einen Primärtumor bei histologi-
        scher Untersuchung des Resektats
pT1   Einzelner oder multiple Carcinomherd(e)
pT2   Ausgebreitetes Carcinom mit oder ohne Ausdehnung
        bis zur Kapsel
pT3   Tumor mit Invasion über die Kapsel hinaus *und/*
        oder mit Invasion der Samenblasen
pT4   Tumor mit Invasion der benachbarten Organe
pTX   Tumorinvasion kann nicht bestimmt werden

G – Histopathologisches Grading

G1   Hoher Grad der Differenzierung
G2   Mittlerer Grad der Differenzierung

G3 Geringer Grad der Differenzierung *oder* Entdifferenzierung

GX Differenzierungsgrad kann nicht bestimmt werden

pN – Regionäre und juxtaregionäre Lymphknoten

Die pN-Kategorien entsprechen den N-Kategorien.

pM – Fernmetastasen

Die pM-Kategorien entsprechen den M-Kategorien.

Stadiengruppierung

Eine Stadiengruppierung wird derzeit nicht empfohlen.

Kurzfassung

	Prostata
T0	Zufällig festgestelltes (latentes) Carcinom
T1	Intrakapsulär/normale Drüse
T2	Intrakapsulär/verformte Drüse
T3	Ausdehnung über Kapsel hinaus
T4	Ausdehnung auf benachbarte Strukturen/fixiert
N1	Einzelner, homolateraler regionärer Lymphknoten
N2	Kontra- oder bilaterale/multiple regionäre Lymphknoten
N3	Fixierte regionäre Lymphknoten
N4	Juxtaregionäre Lymphknoten

HODEN (ICD-O 186)

Klassifiziert 1974, bestätigt 1978
(Anerkannt von CNC, DSK, ICPR, JJC)

Regeln zur Klassifikation

Ursprungsregion ist der Hoden exklusiv Nebenhoden.

Histologische Verifikation ist erforderlich, damit die Fälle histologisch klassifiziert werden können. Histologisch nicht verifizierte Fälle sind gesondert aufzuführen.

Maligne Lymphome sind auszuschließen.

Im folgenden werden die Minimalerfordernisse zur Bestimmung der T-, N- und M-Kategorien aufgeführt. Können diese nicht erreicht werden, so werden die Zeichen TX, NX oder MX angewendet.

T-Kategorien: Klinische Untersuchung und radikale Orchidektomie (die in diesem Falle als Biopsie betrachtet wird).

N-Kategorien: Klinische Untersuchung, Röntgendiagnostik einschl. Lymphographie und Urographie.

M-Kategorien: Klinische Untersuchung, Röntgendiagnostik und entsprechende biochemische Laboruntersuchungen.

Regionäre und juxtaregionäre Lymphknoten

Regionäre Lymphknoten sind die para-aortalen Lymphknoten. Nach einem chirurgischen Eingriff am Scrotum werden auch die Leistenlymphknoten zu den regionären Lymphknoten gerechnet.

Juxtaregionäre Lymphknoten sind die Lymphknoten im Becken, Mediastinum und in der Supraclaviculargrube.

Prätherapeutische klinische Klassifikation: TNM

T – Primärtumor

Anmerkung: Falls keine Orchidektomie vorgenommen wurde, findet das Symbol TX Anwendung.

T0   Keine Evidenz für einen Primärtumor
T1   Der Tumor beschränkt sich auf den eigentlichen Hoden
T2   Tumor mit Invasion über die Tunica albuginea hinaus
T3   Tumor mit Invasion des Rete testis oder des Nebenhodens
T4   Tumor mit Infiltration des Samenstrangs *und/oder* der Scrotalwand
    T4a   Infiltration des Samenstrangs
    T4b   Infiltration der Scrotalwand
TX   Die Minimalerfordernisse zur Bestimmung des Primärtumors liegen nicht vor.

N – Regionäre und juxtaregionäre Lymphknoten

N0   Keine Evidenz für einen Befall regionärer Lymphknoten
N1   Befall eines einzelnen, homolateralen regionären Lymphknotens (beweglich, falls inguinal gelegen)
N2   Befall kontralateraler *oder* bilateraler *oder* multipler regionärer Lymphknoten (beweglich, falls inguinal lokalisiert)
N3   Tastbare Masse im Abdomen, *oder* es bestehen fixierte inguinale Lymphknoten
N4   Befall der juxtaregionären Lymphknoten
NX   Die Minimalerfordernisse zur Beurteilung der regionären *und/oder* juxtaregionären Lymphknoten liegen nicht vor

M – Fernmetastasen

M0 Keine Evidenz für Fernmetastasen
M1 Fernmetastasen vorhanden
MX Die Minimalerfordernisse zur Feststellung von Fern-
metastasen liegen nicht vor

Postoperative histopathologische Klassifikation: pTNM

pT – Primärtumor

Die pT-Kategorien entsprechen den T-Kategorien.

G – Histopathologisches Grading

G1 Hoher Grad der Differenzierung
G2 Mittlerer Grad der Differenzierung
G3 Geringer Grad der Differenzierung *oder* Entdifferen-
zierung
GX Differenzierungsgrad kann nicht bestimmt werden

pN – Regionäre und juxtaregionäre Lymphknoten

Die pN-Kategorien entsprechen den N-Kategorien.

pM – Fernmetastasen

Die pM-Kategorien entsprechen den M-Kategorien.

Stadiengruppierung

Eine Stadiengruppierung wird derzeit nicht empfohlen.

Kurzfassung

	Hoden
T1	auf Hoden beschränkt
T2	Über Tunica albuginea hinaus
T3	Infiltriert den Nebenhoden
T4	Befällt Samenstrang/Scrotalwand
N1	Einzelner, homolateraler regionärer Lymphknoten
N2	Kontra- oder bilaterale/multiple regionäre Lymphknoten
N3	Fixierte regionäre Lymphknoten
N4	Juxtaregionäre Lymphknoten

PENIS (ICD-O 187)

Klassifiziert 1967
(Anerkannt von CNC, DSK, ICPR, JJC)

Die 1967 vorgelegte Klassifikation wurde wenig angewandt. Sie wird hier wiedergegeben, da die Bewertung der
Klassifikation noch bevorsteht.

Regeln zur Klassifikation

Die Klassifikation gilt nur für Carcinome. Histologische
Verifikation ist erforderlich. Histologisch nicht verifizierte
Fälle sind gesondert aufzuführen.

Im folgenden werden die Minimalerfordernisse zur Bestimmung der T-, N- und M-Kategorien aufgeführt. Können diese nicht erreicht werden, so werden die Zeichen
TX, NX oder MX angewendet.

T-Kategorien: Klinische Untersuchung.
N-Kategorien: Klinische Untersuchung und Röntgendiagnostik.
M-Kategorien: Klinische Untersuchung und Röntgendiagnostik.

Anatomische Regionen

1. Präputium (187.1)
2. Glans penis (187.2)
3. Penisschaft (187.3)

Regionäre Lymphknoten

Die regionären Lymphknoten sind die Leistenlymphknoten.

Prätherapeutische klinische Klassifikation: TNM

T – Primärtumor

Tis Präinvasives Carcinom (Carcinoma in situ)
T0 Keine Evidenz für einen Primärtumor
T1 Tumor mißt in seiner größten Ausdehnung 2 cm oder weniger, er wächst rein oberflächlich oder exophytisch
T2 Tumor mißt in seiner größten Ausdehnung mehr als 2 cm, aber weniger als 5 cm, *oder* Tumor mit minimaler Tiefenausdehnung
T3 Tumor mißt in seiner größten Ausdehnung mehr als 5 cm, *oder* Tumor zeigt stärkere Tiefenausdehnung unter Einschluß der Urethra
T4 Tumor infiltriert benachbarte Strukturen
TX Die Minimalerfordernisse zur Bestimmung des Primärtumors liegen nicht vor.

N – Regionäre Lymphknoten

N0 Keine Evidenz für einen Befall der regionären Lymphknoten
N1 Bewegliche, homolaterale regionäre Lymphknoten
N2 Bewegliche, bilaterale regionäre Lymphknoten
N3 Fixierte regionäre Lymphknoten
NX Die Minimalerfordernisse zur Beurteilung der regionären Lymphknoten liegen nicht vor

M – Fernmetastasen

M0 Keine Evidenz für Fernmetastasen
M1 Fernmetastasen vorhanden
MX Die Minimalerfordernisse zur Feststellung von Fernmetastasen liegen nicht vor

Postoperative histopathologische Klassifikation: pTNM

pT – Primärtumor

Die pT-Kategorien entsprechen den T-Kategorien.

pN – Regionäre Lymphknoten

Die pN-Kategorien entsprechen den N-Kategorien.

pM – Fernmetastasen

Die pM-Kategorien entsprechen den M-Kategorien.

Stadiengruppierung

Eine Stadiengruppierung wird derzeit nicht empfohlen.

Kurzfassung

	Penis
T1	≤ 2 cm
T2	> 2 – 5 cm
T3	> 5 cm/Tiefenausdehnung
T4	Befall benachbarter Strukturen
N1	Homolateral beweglich
N2	Bilateral beweglich
N3	Fixiert

WEICHTEILSARKOME

Klassifiziert 1978
(Anerkannt von CNC, DSK, ICPR, JJC)

Die hier vorgeschlagene Klassifikation beruht auf der Analyse einer Feldstudie, die vom AJC durchgeführt wurde. Die Klassifikation wird von den oben angeführten Organisationen anerkannt. Sie wird mindestens für die nächsten 10 Jahre unverändert bleiben (s. Vorwort, S. V).

Die Weichteilsarkome werden nach folgendem Schema beschrieben

- Regeln zur Klassifikation mit den Minimalerfordernissen zur Bestimmung der T-, N- und M-Kategorien. Zusätzliche Methoden können angewandt werden, wenn sie die Genauigkeit der Befunderhebung vorgängig der definitiven Behandlung verbessern
- Histologische Klassifikation
- Definition der regionären Lymphknoten
- Prätherapeutische klinische Klassifikation: TNM (s. Einleitung: Allgemeine Regeln, S. 6).
- Postoperative histopathologische Klassifikation: pTNM (s. Einleitung: Allgemeine Regeln, S. 7)
- Stadiengruppierung
- Kurzfassung der Klassifikation

Regeln zur Klassifikation

Histologische Verifizierung ist erforderlich. Histologisch nicht verifizierte Fälle sind gesondert aufzuführen.

Im folgenden werden die Minimalerfordernisse zur Bestimmung der T-, N- und M-Kategorien aufgeführt. Können diese nicht erreicht werden, so werden die Zeichen TX, NX oder MX angewendet.

T-Kategorien: Klinische Untersuchung und Röntgendiagnostik.

N-Kategorien: Klinische Untersuchung und Röntgendiagnostik.

M-Kategorien: Klinische Untersuchung und Röntgendiagnostik.

Zusätzliche Kennzeichen

Gegebenenfalls können bei der Klassifikation die Präfixe y, r, sowie der C-Faktor angewandt werden (s. Einleitung, Allgemeine Regeln, S. 9).

Histologische Klassifikation

Es handelt sich um folgende histologische Tumortypen mit den entsprechenden Code-Nummern des ICD-O-Morphologieschlüssels:

Sarkom, n.n.b.	M-8800/3
Fibrosarkom	M-8810/3
Malignes Fibrohistiocytom	M-8830/3
Liposarkom	M-8850/3
Leiomyosarkom	M-8890/3
Rhabdomyosarkom	M-8900/3
Malignes Mesenchymom	M-8990/3
Synoviales Sarkom	M-9040/3
Mesotheliom	M-9050/3
Angiosarkom	M-9120/3
Extraskelettales Osteosarkom	M-9190/3
Extraskelettales Chondrosarkom	M-9221/3
Malignes Schwannom	M-9560/3
Alveoläres Weichteilsarkom	M-9581/3.

Die folgenden histologischen Tumortypen sind hierbei nicht zu erfassen:

Kaposi-Sarkom, Dermatofibrosarkom, Fibrosarkom Grad I (desmoidaler Tumor) und Sarkome mit Ursprung in der Dura mater, im Gehirn, in parenchymatösen Organen oder den großen Körperhöhlen.

Regionäre Lymphknoten

Die Bestimmung der regionären Lymphknoten ergibt sich aus der entsprechenden Lage des Primärtumors.

Prätherapeutische klinische Klassifikation: TNM

T – Primärtumor

TO Keine Evidenz für Primärtumor

T1 Tumor mißt 5 cm oder weniger in seiner größten Ausdehnung

T2 Tumor mißt in seiner größten Ausdehnung mehr als 5 cm, jedoch ohne Befall von Knochen, größeren Gefäßen oder Nerven

T3 Tumor mit Befall von Knochen, größeren Gefäßen oder Nerven

TX Die Minimalerfordernisse zur Bestimmung des Primärtumors liegen nicht vor

N – Regionäre Lymphknoten

NO Keine Evidenz für den Befall regionärer Lymphknoten

N1 Befall regionärer Lymphknoten

NX Die Minimalerfordernisse zur Beurteilung der regionären Lymphknoten liegen nicht vor

M – Fernmetastasen

M0 Keine Evidenz für Fernmetastasen
M1 Fernmetastasen vorhanden
MX Die Minimalerfordernisse zur Feststellung von Fern-
     metastasen liegen nicht vor

Anmerkung: Die Kategorie M1 kann wie folgt spezifiziert werden:

Lunge	: PUL	Knochenmark	: MAR
Knochen	: OSS	Pleura	: PLE
Leber	: HEP	Haut	: SKI
Hirn	: BRA	Augen	: EYE
Lymphknoten	: LYM	Andere	: OTH

Postoperative histopathologische Klassifikation: pTNM

pT – Primärtumor

Die pT-Kategorien entsprechen den T-Kategorien.

G – Histopathologisches Grading

G1 Hoher Grad der Differenzierung
G2 Mittlerer Grad der Differenzierung
G3 Geringer Grad der Differenzierung *oder* Entdifferen-
     zierung
GX Differenzierungsgrad kann nicht bestimmt werden

pN – Regionäre Lymphknoten

Die pN-Kategorien entsprechen den N-Kategorien.

pM – Fernmetastasen

Die pM-Kategorien entsprechen den M-Kategorien.

Stadiengruppierung

Stadium Ia	G1	T1	N0	M0
Stadium Ib	G1	T2	N0	M0
Stadium IIa	G2	T1	N0	M0
Stadium IIb	G2	T2	N0	M0
Stadium IIIa	G3	T1	N0	M0
Stadium IIIb	G3	T2	N0	M0
Stadium IIIc	Jedes G	T1, T2	N1	M0
Stadium IVa	Jedes G	T3	Jedes N	M0
Stadium IVb	Jedes G	Jedes T	Jedes N	M1

Kurzfassung

	Weichteilsarkome
T1	≤ 5 cm
T2	>5 cm
T3	Mit Befall von Knochen, größeren Gefäßen und Nerven
G1	Hochgradig differenziert
G2	Mäßig differenziert
G3	Wenig differenziert

HAUTTUMOREN

Einführende Bemerkungen

Folgende Hauttumoren sind klassifiziert und mit den entsprechenden Code-Nummern des ICD-O-Lokalisationsschlüssels versehen:

Haut (ohne Melanom)   ICD-O 173 und 187
Melanom der Haut   ICD-O 872 – 879

Den hier veröffentlichten Klassifikationen haben alle Organisationen zugestimmt, die unter den Regionen aufgeführt sind. Die Klassifikationen werden mindestens während der nächsten 10 Jahre unverändert bleiben (s. Vorwort, S. V).

Jede Region wird nach folgendem Schema beschrieben

– Regeln zur Klassifikation mit den Minimalerfordernissen zur Bestimmung der T-, N- und M-Kategorien. Zusätzliche Methoden können angewandt werden, wenn sie die Genauigkeit der Befunderhebung vorgängig der definitiven Behandlung verbessern
– Einteilung nach anatomischer Region bzw. Bezirk
– Definition der regionären Lymphknoten
– Prätherapeutische klinische Klassifikation: TNM (s. Einleitung, Allgemeine Regeln, S. 6)
– Postoperative histopathologische Klassifikation: pTNM (s. Einleitung, Allgemeine Regeln, S. 7)
– Stadiengruppierung, wo anwendbar
– Kurzfassung der Klassifikation

Fernmetastasen
Für alle Regionen können die M1- und pM1-Kategorien wie folgt spezifiziert werden:

Lunge	: PUL	Knochenmark	: MAR
Knochen	: OSS	Pleura	: PLE
Leber	: HEP	Haut	: SKI
Hirn	: BRA	Augen	: EYE
Lymphknoten	: LYM	Andere	: OTH

Zusätzliche Kennzeichen

Gegebenenfalls können bei der Klassifikation die Präfixe y, r, sowie der C-Faktor angewandt werden (s. Einleitung, Allgemeine Regeln, S. 9).

HAUT (ohne Melanom) ICD-O 173, 187)

Klassifiziert 1966, bestätigt 1976
(Anerkannt von CNC, DSK, ICPR, JJC)

Die Klassifikation gilt für Carcinome. Histologische Verifikation ist erforderlich, damit die Fälle histologisch klassifiziert werden können. Histologisch nicht verifizierte Fälle sind gesondert aufzuführen.

Im folgenden werden die Minimalerfordernisse zur Bestimmung der T-, N- und M-Kategorien aufgeführt. Können diese nicht erreicht werden, so werden die Zeichen TX, NX oder MX angewendet.

T-Kategorien: Klinische Untersuchung.
N-Kategorien: Klinische Untersuchung.
M-Kategorien: Klinische Untersuchung und Röntgendiagnostik.

Anatomische Regionen

Es handelt sich um folgende Regionen mit den entsprechenden ICD-O-Lokalisationsnummern:

Lippen	ICD-O 173.0
Augenlider	ICD-O 173.1
Äußeres Ohr	ICD-O 173.2
Andere Gesichtsteile	ICD-O 173.3
Kopfhaut und Hals	ICD-O 173.4
Rumpf	ICD-O 173.5
Arm und Schulter	ICD-O 173.6
Bein und Hüfte	ICD-O 173.7
Penis	ICD-O 187.4
Scrotum	ICD-O 187.7

Regionäre Lymphknoten

Regionäre Lymphknoten sind die jeweils der Lage des Primärtumors entsprechenden Lymphknoten.

Prätherapeutische klinische Klassifikation: TNM

T – Primärtumor

Tis   Präinvasives Carcinom (Carcinoma in situ)

T0   Keine Evidenz für einen Primärtumor

T1   Tumor mißt in seiner größten Ausdehnung 2 cm oder weniger, er wächst rein oberflächlich oder exophytisch

T2   Tumor mißt in seiner größten Ausdehnung mehr als 2 cm, aber weniger als 5 cm, *oder* Tumor zeigt minimale Infiltration in die Dermis, unabhängig von seiner Größe

T3   Tumor mißt in seiner größten Ausdehnung mehr als 5 cm, *oder* Tumor zeigt tiefe Infiltration in die Dermis, unabhängig von seiner Größe

T4   Tumor befällt andere Strukturen wie Knorpel, Muskel oder Knochen

TX   Die Minimalerfordernisse zur Bestimmung des Primärtumors liegen nicht vor

> **Anmerkung:** Falls gleichzeitig multiple Tumoren auftreten, wird der Tumor mit der höchsten T-Kategorie klassifiziert und die Anzahl der Tumoren wird in Klammern aufgeführt, z. B. (5) T2.

N – Regionäre Lymphknoten

N0   Keine Evidenz für einen Befall der regionären Lymphknoten

N1   Bewegliche, homolaterale regionäre Lymphknoten

N2   Bewegliche, kontralaterale oder bilaterale regionäre Lymphknoten

N3 Fixierte regionäre Lymphknoten
NX Die Minimalerfordernisse zur Beurteilung der regionären Lymphknoten liegen nicht vor

Anmerkung: Kategorie N2 trifft nicht auf die Extremitäten zu. Kontralaterale Knoten werden unter M1 klassifiziert.

M – Fernmetastasen

M0 Keine Evidenz für Fernmetastasen
M1 Fernmetastasen vorhanden
MX Die Minimalerfordernisse zur Feststellung von Fernmetastasen liegen nicht vor

Postoperative histopathologische Klassifikation: pTNM

pT – Primärtumor

Die pT-Kategorien entsprechen den T-Kategorien.

pN – Regionäre Lymphknoten

Die pN-Kategorien entsprechen den N-Kategorien.

pM – Fernmetastasen

Die pM-Kategorien entsprechen den M-Kategorien.

Stadiengruppierung

Eine Stadiengruppierung wird derzeit nicht empfohlen.

Kurzfassung

	Haut
T1	≤ 2 cm
T2	$> 2 - 5$ cm
T3	> 5 cm
T4	Ausdehnung auf Knochen/Muskel
N1	Homolateral beweglich
N2[a]	Kontra- oder bilateral beweglich
N3	Fixiert

[a] entsprechend der Region.

MELANOM DER HAUT (ICD-O 872 – 879)

Klassifiziert 1978
(Anerkannt von CNC, DSK, ICPR, JJC)

Die 1966 von der UICC publizierte Klassifikation wurde 1974 zurückgezogen, als man die Bedeutung der „levels" (regionale Ausbreitungsstufen) von Clark erkannte.

Eine prätherapeutische klinische Klassifikation (TNM) kann zur Zeit nicht empfohlen werden. Für die Erstellung einer solchen Klassifikation muß die Datenauswertung, die gegenwärtig vom WHO „Collaborating Centre for Evaluation of Methods of Diagnosis and Treatment of Melanoma" durchgeführt wird, abgewartet werden.

Die postoperative histopathologische Klassifikation (pTNM) paßt sich an diejenige des AJC an und basiert auf den Clarkschen „levels" und Breslows „Thickness of Invasion" (Invasionstiefe).

Regeln zur Klassifikation

Der Ursprungsort des Primärtumors ist anzugeben.

Histologische Verifikation des Tumors ist erforderlich. Histologisch nicht verifizierte Fälle sind gesondert aufzuführen.

Im folgenden werden die Minimalerfordernisse zur Bestimmung der T-, N- und M-Kategorien aufgeführt. Können diese nicht erreicht werden, so werden die Zeichen TX, NX oder MX angewendet.

T-Kategorien: Klinische Untersuchung.
N-Kategorien: Klinische Untersuchung und Röntgendiagnostik.

M-Kategorien: Klinische Untersuchung und Röntgendiagnostik.

Regionäre Lymphknoten

Regionäre und juxtaregionäre Lymphknoten sind die der
Lage des Primärtumors entsprechenden Lymphknoten.

Prätherapeutische klinische Klassifikation: TNM

T – Primärtumor

Eine Klassifikation wird zur Zeit nicht empfohlen.

N – Regionäre und juxtaregionäre Lymphknoten

N0 Keine Evidenz für einen regionären Lymphknoten-
    befall
N1 Befall der regionären Lymphknoten
N4 Befall der juxtaregionären Lymphknoten
NX Die Minimalerfordernisse zur Beurteilung der regio-
    nären Lymphknoten liegen nicht vor

Anmerkung: Die Kategorien N2 und N3 sind nicht anwendbar. Die Kategorie N4 trifft nicht bei den Extremitäten zu.
Kontralaterale Lymphknoten werden als M1 klassifiziert.

M – Fernmetastasen

M0 Keine Evidenz für Fernmetastasen
M1 Fernmetastasen vorhanden
MX Die Minimalerfordernisse zur Feststellung von Fern-
    metastasen liegen nicht vor

Postoperative histopathologische Klassifikation: pTNM

pT – Primärtumor

pTis	Atypische melanotische Hyperplasie (nicht maligne)	Stufe I
pT0	Keine Evidenz für einen Primärtumor	
pT1	Tumor mit Invasion der papillären Dermis *und/oder* Tumor mit einer Dicke von nicht mehr als 0,75 mm	Stufe II
pT2	Tumor mit Invasion bis zur reticulären Dermis, aber ohne Invasion der reticulären Dermis selbst, *und/oder* Tumor mit einer Dicke von 0,75 – 1,50 mm	Stufe III
pT3	Tumor mit Invasion der reticulären Dermis *und/oder* Tumor mit einer Dicke von mehr als 1,50 – 3,00 mm	Stufe IV
pT4	Tumor mit Invasion des subcutanen Fettgewebes *und/oder* Tumor mit einer Dicke von mehr als 3,00 mm	Stufe V
pTX	Das Ausmaß des Befalls kann nicht beurteilt werden.	

Anmerkung: Bei Vorhandensein eines oder mehrerer Satellitenknoten oder einer „In-transit-Metastase" können die Kategorien wie folgt unterteilt werden:

a = in *Satellitenknoten* innerhalb der unmittelbar angrenzenden oder regionären Zone des Primärtumors (außerhalb des Einzugsgebiets der regionären Lymphknoten),

b = in *„In-transit-Metastase"*, lokalisiert zwischen Primärtumor und dem regionären Lymphknotenabflußsystem.

pN – Regionäre Lymphknoten

Die pN-Kategorien entsprechen den N-Kategorien.

pM – Fernmetastasen

Die pM-Kategorien entsprechen den M-Kategorien.

Stadiengruppierung

Stadium Ia	pT1, pT2	pN0	pM0
Stadium Ib	pT3, pT4	pN0	pM0
Stadium II	Jedes pTa [1], pTb [1]	pN0	pM0
	Jedes pT	pN1	pM0
	Jedes pTa, pTb	pN1	pM0
Stadium III	Jedes pT	pN4	pM0
	Jedes pTa, pTb	pN4	pM0
Stadium IV	Jedes pT	Jedes pN	pM1
	Jedes pTa, pTb	Jedes pN	pM1

[1] s. S. 139 Anmerkung:

Kurzfassung

Melanom		
pT1	≤0,75 mm	Stufe II
pT2	>0,75 – 1,5 mm	Stufe III
pT3	>1,5 – 3,0 mm	Stufe IV
pT4	>3,0 mm	Stufe V
N1	Regionäre Lymphknoten	
N4	Juxtaregionäre Lymphknoten	

MORBUS HODGKIN

Zusammenfassung der „Ann Arbor"-Klassifikation von 1971
(Anerkannt von CNC, DSK, ICPR, JJC)

Einführende Bemerkungen

Nach den bisherigen Erfahrungen können der M. Hodgkin
und die Non-Hodgkin-Lymphome nicht nach den Prinzipien des TNM-Systems klassifiziert werden.

Seit der „Ann Arbor"-Klassifizierung im Jahre 1971 sind
zwei wichtige Feststellungen gemacht worden, die für die
Stadieneinteilung von größter Bedeutung sind: Erstens
muß sich die extralymphatische Erkrankung, wenn sie lokalisiert ist und die benachbarten Lymphknoten mit er-
krankt sind, nicht negativ auf die Überlebenszeit des Patienten auswirken. Zweitens ermöglicht die Einführung der
Laparotomie mit Splenektomie eine bessere Beurteilung
bzw. Bestimmung des Ausbreitungsgrades der Erkrankung
im Bereich des Abdomens.

Anmerkung: Das AJC hat eine Stadieneinteilung veröffentlicht,
die sowohl für den M. Hodgkin wie für die Non-Hodgkin-Lymphome anwendbar ist. Die Anwendung bei den Non-Hodgkin-
Lymphomen findet bis jetzt nicht die Unterstützung der „International Lymphoma Groups".

Eine derartige Stadieneinteilung basiert auf dem histolo-
gisch-pathologischen Untersuchungsergebnis von Milz und
abdominalen Lymphknoten, die bei der Laparotomie entfernt werden. Sie kann deshalb nicht mit einer Stadieneinteilung ohne eine solche Exploration verglichen werden.
Es stehen somit zwei Klassifikationssysteme zur Verfügung.

Klinische Stadieneinteilung (Clinical Staging): cS: Das
cS gilt zwar als unvollständig, ist jedoch leicht anwendbar

und generell reproduzierbar. Beim *cS* sind bestimmend: Anamnese, klinische und röntgenologische Untersuchung, Blutuntersuchung, sowie das Ergebnis der Erstbiopsie. Die Knochenmarkpunktion muß in einem klinisch oder radiologisch nicht befallenen Knochenbereich durchgeführt werden. Zusätzliche diagnostische Methoden, wie Lymphographie oder szintigraphische Untersuchungen können im Einzelfall zweckmäßig sein. Sie sind anzuwenden, wenn sie die Genauigkeit der Befunderhebung vorgängig der definitiven Behandlung verbessern.

Die klinische Evidenz eines *Leberbefalls* ist gegeben, wenn *entweder* eine Vergrößerung der Leber und wenigstens ein pathologischer Wert der alkalischen Phosphatase im Blutserum und zwei verschiedene pathologische Leberfunktionstests *oder* ein pathologisches Leberszintigramm und ein pathologischer Leberfunktionstest vorliegen.

Die klinische Evidenz eines *Milzbefalls* ist gegeben bei palpabler Milzvergrößerung, bestätigt durch Röntgenuntersuchung oder Szintigraphie *oder* durch ein Milzszintigramm mit eindeutig radionuklidfreien Bereichen.

Pathologische Stadieneinteilung (Pathological Staging): pS: Die *pS* stützt sich auf zusätzliche Daten und ist deshalb genauer. Sie sollte, wenn immer möglich, angewendet werden. Die verschiedenen Kategorien sind mit – (minus) oder + (plus), je nach dem histopathologischen Untersuchungsergebnis zu kennzeichnen.

Lymphatische und extralymphatische Erkrankung

Lymphatische Gewebe sind:

Lymphknoten	Waldeyerscher Rachenring
Milz	Appendix
Thymus	Peyersche Plaques

Die Lymphknoten sind in Regionen zusammengefaßt; es können eine (1) oder mehrere (2, 3 usw.) befallen sein. Die Milz wird mit S gekennzeichnet und extralymphatische Organe oder Bezirke mit E.

Die auf einen Lappen begrenzte *Lungenbeteiligung oder* die perihiläre Erkrankungsausbreitung mit homolateraler Lymphknotenbeteiligung *oder* unilateralem Pleuraerguß mit oder ohne Lungenbeteiligung, aber mit hilärer Lymphadenopathie werden als *lokalisierte* extralymphatische Erkrankungen angesehen.

Die *Leberbeteiligung* gilt stets als *diffuse* extralymphatische Erkrankung.

Histopathologische Information

Hierfür werden Symbole verwendet, die den untersuchten Geweben entsprechen. Die folgenden Bezeichnungen werden üblicherweise für Fernmetastasen (oder M1-Kategorien) sämtlicher Regionen verwendet, die nach dem TNM-System klassifiziert sind. Um jedoch eine Angleichung an die „Ann Arbor"-Klassifikation zu erzielen, werden die Anfangsbuchstaben, die in jenem System angewendet werden, ebenfalls vermerkt.

Lunge	: PUL od. L	Knochen-	: MAR od.
Knochen	: OSS od. O	mark	M
Leber	: HEP od. H	Pleura	: PLE od. P
Hirn	: BRA	Haut	: SKI od. D
Lymphknoten	: LYM od. N	Auge	: EYE
		Andere	: OTH

Zusätzliche Kennzeichen
Gegebenenfalls können bei der Klassifikation die Präfixe y, r, sowie der C-Faktor angewandt werden (s. Einleitung, Allgemeine Regeln, S. 9).

Klinische Stadieneinteilung (Clinical Staging): cS

Die 4 Stadien werden wie folgt definiert:

Stadium I: Befall einer einzelnen Lymphknotenregion (I) *oder* Befall eines einzelnen extralymphatischen Organs oder Bezirks (IE).

Stadium II: Befall von zwei oder mehr Lymphknoten-
                  regionen auf der gleichen Zwerchfellseite
                  (II) *oder* lokalisierter Befall eines einzelnen
                  extralymphatischen Organs oder Bezirks
                  und einer oder mehrerer Lymphknotenre-
                  gionen auf der gleichen Zwerchfellseite
                  (IIE).

                  Anmerkung: Die Anzahl der befallenen Lymph-
                  knotenregionen sollte angegeben werden (z. B.
                  II3).

Stadium III: Befall von Lymphknotenregionen auf bei-
                  den Seiten des Zwerchfells (III) *oder* bei
                  gleichzeitig lokalisiertem Befall eines ein-
                  zelnen extralymphatischen Organs oder
                  Bezirks (IIIE) *oder* bei Befall der Milz
                  (IIIS) *oder* bei Befall von beiden (IIIES).

Stadium IV: Diffuser Befall von einem oder mehreren
                  extralymphatischen Organen oder Bezir-
                  ken mit oder ohne Lymphknotenbeteili-
                  gung.

                  Anmerkung: Wenn ein Patient unter Stadium IV
                  klassifiziert wird, sollte der befallene Bezirk mit
                  Hilfe der Symbole gekennzeichnet werden.

A- und B-Symptome

Jedes Stadium sollte in A oder B eingeteilt werden, je
nachdem, ob nachstehend aufgeführte Allgemeinsymptome
vorhanden sind oder nicht:

1. Ungeklärter Gewichtsverlust von mehr als 10% des regu-
   lären Körpergewichts innerhalb 6 Monaten vor Erstun-
   tersuchung.
2. Ungeklärte Temperaturen über 38° C.
3. Nachtschweiß.

Anmerkung: Hautjucken allein genügt nicht für eine B-Klassifika-
tion, ebensowenig eine kurz dauernde fieberhafte Erkrankung, be-
gleitet von einem bekannten Infekt.

Pathologische Stadieneinteilung
(Pathological Stages): pS

Die Definition der 4 Stadien folgt den gleichen Überlegun-
gen wie bei der klinischen Stadieneinteilung, jedoch mit
zusätzlichen Informationen durch Laparotomie. Splenektomie, Leberbiopsie, Lymphknotenbiopsie und Knochenmarkbiopsie sind notwendig, um die pS festlegen zu können. Die Ergebnisse dieser Biopsien werden entsprechend
der histopathologischen Information (siehe oben) aufgeführt.

Kombinierte cS- und pS-Stadiengruppierung

Nachstehend werden einige Beispiele aufgeführt:

cS	pS	*Beurteilung*
I A	I S–H–N–M–	Patient im klinischen Stadium I, ohne Allgemeinsymptome: pS I ohne Milzbefall lt. Splenektomie, Leber- und zusätzliche Lymph- knotenbiopsie sowie Knochen- markbiopsie negativ.
II A$_3$	III S+N+ H–M–	Patient im klinischen Stadium II, ohne Allgemeinsymptome, aber mit Befall von 3 Lymphknotenre- gionen: pS III. Milz- und abdominale Lymph- knotenbiopsie positiv, Leber- und Knochenmarkbiopsie negativ.
III B	IV H+M–S–	Patient im klinischen Stadium III, mit Allgemeinsymptomen: pS IV. Leberbiopsie positiv, Knochen- mark- und Milzbiopsie negativ.

IV B$_{LH}$ IV H + M–   Patient im klinischen Stadium IV, mit Allgemeinsymptomen und ausgedehntem Befall von Lunge und Leber: pS IV. Leberbiopsie positiv, Knochenmarkbiopsie negativ.

Kurzfassung

Stadium	Morbus Hodgkin	*Substadium*
I	Einzelne Lymphknotenregion	I
	Einzelnes extralymphatisches Organ/Bezirk	I(E)
II	Zwei oder mehr Lymphknotenregionen auf der gleichen Zwerchfellseite	II
	Einzelne Lymphknotenregion + lokalisierter Befall eines einzelnen extralymphatischen Organs/Bezirks	II(E)
III	Lymphknotenregionen auf beiden Seiten des Zwerchfells	III
	± lokalisiert. einzeln. extralymphat. Organ/Bezirk : Milz : beides	III(E) III(S) III(ES)
IV	Diffuser Befall von extralymphatischem Organ/Bezirk ± Lymphknotenregionen	IV
Alle Stadien sind unterteilt in:		
	– Ohne Gewichtsverlust/Fieber/ Nachtschweiß	A
	– Mit Gewichtsverlust/Fieber/ Nachtschweiß	B

KÜNFTIGE KLASSIFIKATIONEN

TUMOREN IM KINDESALTER

Die Société Internationale d'Oncologie Pédiatrique schlägt TNM- und pTNM-Klassifikationen für folgende Tumoren vor:

> Nephroblastom (Wilms Tumor)
> Neuroblastom
> Weichteilsarkome.

Diese Vorschläge wurden vom AJC als provisorische Klassifikation veröffentlicht; die endgültige Bearbeitung durch die SIOP steht noch im Jahre 1978 bevor. Da die UICC tendiert, nur Klassifikationen zu veröffentlichen, die mindestens während 10 Jahren unverändert bleiben (siehe Vorwort), sind die Klassifikationen in dieser Ausgabe noch nicht enthalten.

KOPF- UND HALSTUMOREN

Vom AJC wurden Vorschläge für folgende Regionen veröffentlicht:

> Nasennebenhöhlen (maxilläres Antrum)
> Speicheldrüsen

Alternativvorschläge wurden vom JJC und vom DSK eingereicht. Im gegenwärtigen Zeitpunkt kann die UICC noch keine Empfehlungen geben.

PANKREASTUMOREN

Eine Klassifikation wird gegenwärtig geprüft; sie kann möglicherweise in Kürze publiziert werden.

KNOCHENTUMOREN

Eine Klassifikation für primäre Knochentumoren befindet sich in Vorbereitung. Man darf erwarten, daß diese in Kürze publiziert werden kann.

TUMOREN DES ZENTRALEN NERVEN-SYSTEMS

Klassifikationen für Primärtumoren des zentralen Nervensystems werden in Betracht gezogen. Eine Veröffentlichung wird erfolgen, wenn die beteiligten Organisationen ihre Zustimmung gegeben haben.

ANHANG

Feldstudien zur vorgeschlagenen TNM-Klassifikation

Die Darstellung der Endergebnisse

Statistische Behandlung von Überlebenszeiten

FELDSTUDIEN
ZUR VORGESCHLAGENEN
TNM-KLASSIFIKATION

Das Komitee für die TNM-Klassifikation empfiehlt, die
von ihm gemachten Vorschläge für die klinische Klassifikation maligner Tumoren in verschiedenen Körperregionen prospektiven Feldstudien über einen Zeitraum
von fünf Jahren zu unterziehen. Nach dieser Erprobungs-
zeit werden die vorgeschlagenen Klassifikationen anhand
gewonnener Erfahrungen überprüft.

TNM-Kategorien und Stadiengruppierung

Im Gesamttext bezieht sich das Wort „Kategorie" auf die
verschiedenen Grade der anatomischen Ausdehnung, die
durch die drei Symbole T (Primärtumor), N (regionäre
Lymphknoten) und M (Fernmetastasen) definiert werden.
Es gibt also T-Kategorien (T1, T2, T3, T4), N-Kategorien
(N0, N1, N2, N3), M-Kategorien (M0, M1) und auch
TNM-Kategorien (T1 N0 M0, T2 N0 M0 usw.).

Der Begriff „Stadium" (stage) bedeutet die faßbare anatomische Ausdehnung der Erkrankung. Durch Stadiengruppierung (staging) wird die Aufteilung oder Klassifikation der Krebsfälle in Gruppen oder Klassen nach dem
Grad der festgestellten Erkrankungsausbreitung vorgenommen. Die Einteilung in die vereinbarten Stadien (staging) erfolgt durch die Zusammenfassung bestimmter
TNM-Kategorien. Zum Beispiel erfaßt für das Mammacar-
cinom das Stadium I die Kategorien:

T1a N0 M0,
T1b N0 M0,
T1a N1a M0 und
T1b N1a M0.

Ziele der Feldstudien

Hauptziele einer Feldstudie über den Wert einer TNM-Klassifikation sind:

a) Feststellung, ob beim Einzelfall die vorgeschlagene Kategorie praktikabel ist.

b) Feststellung, wie weit das vorgeschlagene System klinischen Anforderungen entspricht.

Um die Praktikabilität festzustellen, sollte eine umfassende Feldstudie folgende Fragen beantworten:

1. Können die vorgeschlagenen Kriterien für die anatomische Ausbreitung der Erkrankung durch den Kliniker ausreichend genau bestimmt werden?

2. Werden diese Kriterien von Kliniker zu Kliniker übereinstimmend eingeschätzt?

3. Kann das Vorhandensein oder Fehlen dieser Kriterien vom Kliniker objektiv, folgerichtig und knapp dokumentiert werden?

4. Kann das Personal, das üblicherweise die Krankenakten führt, die TNM-Kategorien und die Stadiengruppierung im Rahmen der routinemäßigen Erfassung der Krankengeschichte anwenden oder sind spezielle Dokumentationsverfahren notwendig?

5. Läßt sich die datengerechte Verarbeitung der TNM-Kategorien durch das gleiche obenerwähnte Personal durchführen oder müssen dafür eigene Dokumentationskräfte eingesetzt werden?

Die klinischen Bedürfnisse variieren. Für Routinedokumentationen ist Einfachheit wünschenswert; für Darstellung und Auswertung von Behandlungserfahrungen ist Präzision wesentlich. Eine Feldstudie sollte feststellen, ob die TNM-Vorschläge diesen beiden Erfordernissen bei allen Klinikern gerecht werden.

Methode

Die Methode zur Durchführung einer Feldstudie wird zweifellos von einer Institution zur anderen wechseln. Manchmal, wenn die Krankengeschichten adäquate Informationen über die Ausbreitung der Erkrankung enthalten, kann eine retrospektive Studie nützlich sein. Wahrscheinlich wird in den meisten Fällen *nur* eine prospektive Studie wertvoll sein, weil die Krankengeschichten, wie sie bisher angefertigt werden, im allgemeinen nicht die notwendigen Angaben enthalten. Im Hinblick auf diese Tatsache müssen Ärzte ausgebildet und/oder spezielle Dokumentationseinrichtungen geschaffen werden.

Man kann einen Erhebungsbogen entwerfen, der die Kategorieneinteilung erleichtert. Bei der UICC können demnächst Muster (Checklists) angefordert werden. Theoretisch würde der untersuchende Arzt die erforderlichen Punkte ankreuzen und der für die medizinische Dokumentation Verantwortliche die entsprechenden TNM-Kategorien und Stadien übertragen. Die Genauigkeit, mit der dies geschieht, sollte geprüft und auf Fehler untersucht werden.

Genauigkeit der Kategorien- und Stadieneinteilungen

Die Genauigkeit und Reproduzierbarkeit der Einteilung in einer Kategorie und Stadiengruppe sollte sowohl bei den ärztlichen Untersuchungen als auch bei der Dokumentation geprüft werden. Falls sich die Klassifikation auf andere Weise erfolgreich erweist, sollten vor der endgültigen Annahme Tests (in Form von Pilotstudien [1]) über die Reproduzierbarkeit durchgeführt werden.

Bei der Durchführung einer Feldstudie ist es wichtig, daß der gesamte TNM-Code verwendet wird und daß die vorgeschriebene Stadien-Gruppierung, wenn überhaupt,

---

[1] die Übersetzer.

wie vorgeschrieben gebraucht und geprüft wird. Trotzdem ist es wünschenswert, daß besondere Untersuchungen über Neugruppierungen oder Unterteilungen bestimmter Kategorien angestellt werden.

Annahme eines Klassifikations-Formulars

Die Reaktion der Mitarbeiter auf einen Erfassungsbogen (TNM-Checklist) zur klinischen Klassifikation kann in der Praxis von oberflächlichem Einverständnis bis zur Begeisterung variieren. In vielen Fällen mag es schwierig sein, die zuständigen Chirurgen zu überreden, die Formblätter auszufüllen; aber andererseits verbessert der Gebrauch spezieller Formulare die Dokumentation über die anatomische Ausbreitung der Krankheit. Die Verwendung eines speziellen Formblattes lenkt die Aufmerksamkeit des in Ausbildung stehenden Arztes, des Assistenten und des niedergelassenen Arztes auf nützliche Hinweise über die Ausbreitung der Erkrankung in der gegebenen Körperregion.

Während einige Kliniker die vorgeschlagene TNM-Klassifikation für den allgemeinen Gebrauch für zu detailliert halten mögen, wird der Wert klar definierter Krankheitskategorien für den internationalen Vergleich von Behandlungsergebnissen allgemein anerkannt.

Auswertung und Bestimmung

Prinzipiell sollten möglichst wenige, aber möglichst deutliche Kriterien zur Bestimmung der TNM-Kategorie verwendet werden; treffen zwei Voraussetzungen fast immer zusammen, von denen eine bedeutend einfacher zu diagnostizieren ist als die andere, so wäre es günstiger, nur diese in den Klassifizierungsplan aufzunehmen. Andererseits sollte ein Kriterium, das oft nur allein angetroffen (oder

angegeben) wird, beibehalten werden, wenn es die Wahl
der Behandlungsart oder die Überlebenschance stark be-
einflußt. Diese beiden Punkte müssen bei der Analyse der
klinischen Stadieneinteilung beachtet werden.

Ein wesentlicher Punkt bei der Beurteilung sind die
Überlebenszeiten der Patienten. Im Kap. „Statistische Behandlung von Überlebenszeiten" werden daher nähere Er-
läuterungen zur Bestimmung und statistischen Bearbeitung von Überlebenszeiten gegeben.

Bei einer für die Prognose wertvollen Klassifizierung
sollen folgende Voraussetzungen erfüllt sein:

1. Die Überlebenszeiten sollen sich innerhalb einer Kategorie wesentlich von jenen der anderen Kategorie
unterscheiden.

2. Innerhalb jeder Kategorie sollen die Überlebenszeiten
in angemessener Weise von einer Unterkategorie zur
anderen übereinstimmen.

3. In verschiedenen Untersuchungsserien, bei denen keine
Unterschiede in der Auswahl der Patienten, der Be-
handlungsmethoden oder in anderen Faktoren, die das
Überleben beeinflussen können, bestehen, sollen kor-
respondierende Patienten-Kategorien ähnliche Über-
lebenschancen haben.

4. Die Überlebenszeiten sollen sich deutlich von einem
Stadium zum anderen unterscheiden.

5. Die Überlebenszeiten aller Kategorien innerhalb eines
Stadiums sollen sich in deutlicher Weise von denen anderer Stadien unterscheiden.

6. Bei Gleichförmigkeit aller Voraussetzungen soll die
Klassifizierung ausreichend große Gruppierungen
schaffen, die sich für statistische Analysen eignen.

Die Analyse von Ergebnissen einer Feldstudie sollte so
durchgeführt werden, daß diese Punkte geprüft werden
können, um zu entscheiden, ob die vorgeschlagenen Kriterien wirklich die brauchbarsten Indices für die anatomi-

sche Krankheitsausdehnung darstellen oder welche gegebenenfalls weggelassen werden können.

Berichte über Feldstudien sollten zumindest Informationen über die Herkunft des Patientenmaterials, die Vollständigkeit der klinischen Angaben der TNM-Kriterien in den Krankengeschichten, den Zusammenhang zwischen T-, N- und M-Kategorien, Überleben je nach Kategorie und Überleben über eine fünfjährige Periode je nach TNM-Kategorie und Stadieneinteilung enthalten.

Der wichtigste Punkt ist die Entscheidung, ob die TNM-Klassifizierung einen tatsächlichen Vorteil gegenüber anderen Einteilungen bietet, sowohl im allgemeinen als auch für die spezifischen Lokalisationen.

Berichte über Feldstudien

Es wird gebeten, aus Feldstudien über einzelne Körperregionen gewonnene Erfahrungen und Vorschläge für TNM-Klassifikationen dem Direktor des Genfer Büros der UICC mitzuteilen.

DIE DARSTELLUNG
DER ENDERGEBNISSE

Es ist wesentlich, daß die Darstellungen der Endergebnisse standardisiert werden und dieselbe Terminologie, die gleichen Definitionen und Regeln von jedermann angewandt werden.

Die in diesem Kapitel dargelegten hauptsächlichen Definitionen und Richtlinien basieren auf denjenigen, die im ersten Bericht des Sub-Komitees für die Registrierung von Krebsfällen sowie deren statistische Darstellung (WHO) (1) und in den Berichten zur Überlebenszeit bzw. über End-Resultate bei Krebs, veröffentlicht vom American Joint Committee on Cancer Staging and End Results Reporting (2), angegeben wurden.

Sie wurden ergänzt durch Möglichkeiten, die sich aus neueren Methoden der statistischen Analyse von Überlebenszeiten ergeben. Letztere werden im Kap. „Statistische Behandlung von Überlebenszeiten" zusammengefaßt präsentiert.

Definitionen und Richtlinien

Alle als Krebs diagnostizierten Fälle, ob behandelt oder nicht, müssen angegeben werden. Es ist wünschenswert, daß alle Diagnosen histologisch bestätigt sind. Diejenigen, bei denen dies nicht der Fall ist, sollten gesondert angeführt werden. Wo angezeigt, müssen die Befunde von histologisch unterschiedlichen Tumorformen getrennt dargestellt werden.

Falls sich zu einem späteren Zeitpunkt ein weiteres Primärcarcinom an einer anderen Lokalisation entwickelt, sind die beiden Krebse unabhängig voneinander zu betrachten, d. h. jeder muß für sich, ohne Rücksicht auf die Existenz des anderen betrachtet werden. Als Ausgangspunkt für die Bestimmung der Überlebenszeiten wird bei behandelten Patienten das Datum des eigentlichen Behandlungsbeginnes definiert, bei unbehandelten Patienten der Zeitpunkt, zu dem beschlossen wurde, keine gegen den Tumor gerichtete Behandlung durchzuführen.

Für die genaue Beurteilung der therapeutischen Ergebnisse ist es wichtig, eine vollständige nachgehende Erfassung (Follow-up) aller Patienten zu erzielen und alle Anstrengungen zu unternehmen, jeden Patienten zu erreichen.

Um alle Patienten möglichst lückenlos verfolgen zu können, muß während des Erfassungszeitraumes die Möglichkeit bestehen, an vereinbarten regelmäßig wiederkehrenden Zeitpunkten festzustellen, ob die einzelnen Patienten noch leben. Verstirbt ein Patient während des Erfassungszeitraumes, so ist das Datum seines Todes zu dokumentieren. Für einen solchen Patienten kann dann die präzise Überlebenszeit festgestellt werden. Für alle anderen Patienten liefert das letzte Datum, an welchem sie lebend festgestellt worden sind, die wesentliche Information über ihre Überlebenszeit, nämlich, daß ihre exakte Überlebenszeit über dieses Datum hinausgeht. Man nennt in einem solchen Fall die Zeitdauer von Behandlungsbeginn bis zum letzten Datum, an welchem der Patient als lebend festgestellt wurde, eine abgeschnittene (zensierte) Beobachtung der Überlebenszeit. Eine solche zensierte Überlebenszeit kann also für einen Patienten vorliegen, wenn ab einem gewissen Zeitpunkt im Erfassungszeitraum nicht mehr festgestellt werden kann, ob der Patient am Leben ist; m. a. W., der Patient ist „verlorengegangen". Das gleiche gilt auch für alle am Ende des Erfassungszeitraumes lebenden Patienten. Ihre Überlebenszeit kann auch nur zensiert angegeben werden.

Grundsätzlich kann also am Ende eines gewissen Erfassungszeitraumes für jeden Patienten eine Überlebenszeit angegeben werden, entweder eine *echte Überlebenszeit* (im Falle des Todes) oder eine *zensierte Überlebenszeit*, falls

der Patient verschollen ist oder am Ende des Erfassungszeitraumes noch lebt.

Eine gesonderte Darstellung von Daten ist vorzusehen
für:

1. Fälle, die nicht vorbehandelt worden sind, und
2. Fälle, die anderswo vorbehandelt worden sind.

Zusätzlich sollte in einer Tabelle die gesamte Serie der
Patienten zusammengefaßt werden, um sicherzustellen,
daß alle Fälle ohne selektiven Bias berücksichtigt worden
sind.

Anderswo vorbehandelte Fälle können unterteilt werden
in:

a) diejenigen, die bei der ersten Untersuchung frei von
   Krebskrankheit waren,
b) diejenigen mit klinisch nachweisbarem Resttumor oder
   zweitem Primärtumor,
c) diejenigen, die nach einer offenbar krebsfreien Periode
   ein Rezidiv entwickelt haben.

Klassifikation des Patientenstatus

Am Ende jedes Jahres oder nach einer anderen vereinbarten Periode kann aus den vorliegenden Überlebenszeiten (echt oder zensiert) der Patienten die folgende Zusammenfassung entnommen und tabelliert werden:

D – Zahl der als tot bekannten Patienten, einschließlich
     Todesfälle an einer interkurrenten Krankheit[1]
   – Zahl der als überlebend bekannten Patienten[1]
L – Zahl der am Ende eines Jahres verschollenen Pa-
     tienten[1]

Zusätzlich zu dieser Basisinformation, die immer angegeben werden soll, teilt man die lebenden Patienten A in
folgende Untergruppen ein:

---

[1] Die Abkürzungen sind wegen der Vergleichbarkeit zum Englischen absichtlich beibehalten worden.

A1 – Patienten, die seit der Erstbehandlung rezidivfrei sind

A2 – Patienten, die wegen eines Rezidivs behandelt wurden, gegenwärtig aber ohne Anzeichen eines Tumor-
leidens sind

A3 – Patienten, die wegen eines Rezidivs behandelt wurden und bei denen gegenwärtig Anzeichen eines Tu-
morleidens zu erkennen sind

A4 – Patienten mit unbehandelten Rezidiven

A5 – Patienten, die nach der Primärbehandlung zu keiner
Zeit von Tumorleiden frei waren

A6 – unbehandelte Patienten

Mit anderen Worten: Die Tabellen sollen so erweitert
werden, daß sie die Anzahl der Patienten aufzeigen, die
mit oder ohne klinischen Krebsnachweis leben, sowie solche, die seit der Primärbehandlung tumorfrei sind, solche,
die niemals tumorfrei waren, und solche, die nach einer tu-
morfreien Periode in der Folgezeit ein Rezidiv entwickelt
haben.

Auswertung der Ergebnisse

Bei der Auswertung der Endergebnisse ist für die Analyse
der Überlebenszeit ein einziger feststehender Zeitraum
(gewöhnlich die 5-Jahres-Grenze), für den der Anteil
Überlebender bestimmt wird, im allgemeinen nicht gün-
stig; eine fortlaufende Registrierung der Überlebenszeiten
ist vorzuziehen. Die im vorigen Abschnitt vorgeschlagenen
und im nachfolgenden Abschnitt noch einmal spezifizier-
ten Tabellen zur übersichtsartigen Darstellung der jährlich
auftretenden Todesfälle können einen groben Überblick
über den Verlauf der Studie vermitteln. Bei der Auswertung sollten aber detailliertere Betrachtungsweisen benutzt
werden. Es wird daher vorgeschlagen, am Ende der Studie
aus allen vorliegenden Überlebenszeiten (echt oder zensiert) eine Überlebenskurve nach den in Kap. „Statistische
Behandlung von Überlebenszeiten" angegebenen Metho-

den (Kaplan-Meier-Methode oder Sterbetafelmethode) zu berechnen. Aus diesen Kurven können, wie ebenfalls in Kap. „Statistische Behandlung von Überlebenszeiten" besprochen wird, die Überlebensraten zu verschiedenen Zeitpunkten entnommen und zur übersichtlichen Präsentation des Verlaufs benutzt werden. Um die Überlebensraten verschiedener Kategorien oder Stadien vergleichbar zu machen, ist ihre Angabe in Verbindung mit einem sogenannten Vertrauensintervall angezeigt. Auch hierzu werden die entsprechenden Methoden im Kap. „Statistische Behandlung von Überlebenszeiten" erläutert.

Der Vergleich von Überlebenszeiten mittels gewisser Überlebensraten hat aber nur nebengeordnete Bedeutung. Besser ist es, die Gesamtheit aller Überlebenszeiten (echt oder zensiert) verschiedener Tumor-Kategorien oder -Stadien mit einem statistischen Testverfahren, wie dem ebenfalls im Kap. „Statistische Behandlung von Überlebenszeiten" beschriebenen Logrank-Test, zu vergleichen.

Tabellen zur Darstellung der Ergebnisse

Die drei Standard-Tabellen auf S. 162 u. 163 lassen die Darstellung der minimalen Basisinformationen in einheitlicher Weise zu. Es ist wesentlich, daß der Untersucher jede weitere Information in zusätzlichen Tabellen oder im Text hinzufügt. Dies ermöglicht dem Leser den Zugang zu notwendigen Daten, um so für seine eigenen Zielsetzungen wertvolle Analysen vornehmen zu können. Außerdem wird in manchen Fällen ein Autor seinen Bericht mit Informationen über die Überlebenszeiten für jedes Jahr bis zur 5-Jahresgrenze und darüber hinaus ergänzen wollen.

Bestimmte Probleme in Verbindung mit der Anwendung von standardisierten Erhebungsbögen sollen erläutert werden. Beim Bericht über Fallserien sollen die Fälle zunächst nach bestimmten Lokalisationen oder Typen zusammengestellt werden. Die Serien sollen vollständig de-

klariert sein nach Begriffen wie: Lokalisation, Krankenhaus oder Zentren, wo die Patienten behandelt worden
sind, und nach der Zeitperiode, über die sich die Beobachtung erstreckte. In ergänzenden Erhebungsbögen sollen Informationen für zusätzliche Subgruppierungen enthalten
sein, die nach der anatomischen Ausdehnung, entsprechend den Richtlinien des TNM-Systems, oder nach anderen Faktoren, wie z. B. Alter, Geschlecht, histologischem
Typ sowie Behandlungsart oder gegebenenfalls in Kombi-
nationen, wie Ausdehnung der Erkrankung und Behandlungsart, klassifiziert werden.

Literatur

1. WHO Technical Report Series, No. 25, Oktober 1950
2. American Joint Committee for Cancer Staging and End
   Results
   Reporting: Reporting of Cancer Survival and End Results, Juli 1963

Ein Bericht über Endresultate von x-Jahren, Krebs der ...
(Lokalisation)

Diese Zusammenstellung umfaßt sämtliche Patienten mit
... (histologische Diagnose und Lokalisation), registriert
am ... (Krankenhaus, Zentrum ...) während der Zeit von
... bis ... (Jahr(e)).

Tabelle 1. Generelle Übersicht

Gruppe	Zahl der Fälle
Nicht vorbehandelte Fälle	
Vorbehandelte Fälle	
Summe	

Tabelle 2. Nicht vorbehandelte Patienten

Status am Ende von x Jahren	histologisch bestätigt		histologisch nicht bestätigt		Summe	
	Anzahl	%	Anzahl	%	Anzahl	%
lebend (D)						
tot (A)						
verloren (L)						
Summe						

Tabelle 3. Vorbehandelte Patienten

Status am Ende von x Jahren	histologisch bestätigt		histologisch nicht bestätigt		Summe	
	Anzahl	%	Anzahl	%	Anzahl	%
lebend (D)						
tot (A)						
verloren (L)						
Summe						

STATISTISCHE BEHANDLUNG VON ÜBERLEBENSZEITEN

Einleitung

Die in einer Gruppe anfallenden Überlebenszeiten lassen sich in einer Überlebenskurve summarisch zusammenfassen. Die Überlebenskurve liefert ein objektives und genau meßbares Instrument zur Betrachtung des Krankheitsverlaufes und eröffnet Möglichkeiten für Vergleiche.

In diesem Kap. werden Methoden angeführt, wie aus vorliegenden Überlebenszeiten Überlebenskurven berechnet werden können und wie sich solche vergleichen lassen. Diese Methoden basieren auf verschiedenen neueren, in einer zweiteiligen Arbeit eines englisch-amerikanischen Statistikerkomitees zusammengefaßten Methoden [1].

Bestimmung von Überlebenszeiten

Um Überlebenszeiten zu ermitteln, muß zunächst für alle Patienten ein Ausgangspunkt festgelegt sein. Im Kap. „Die Darstellung der Endergebnisse" wurde schon darauf hingewiesen, daß dafür bei behandelten Patienten das Datum des eigentlichen Behandlungsbeginns, bei unbehandelten Patienten der Zeitpunkt, zu dem beschlossen wurde, keine gegen den Tumor gerichtete Behandlung durchzuführen, genommen wird.

Wie weiter im Kap. „Die Darstellung der Endergebnisse" erläutert wurde, kann für einen Patienten entweder ein Todesdatum oder das letzte Datum, an welchem er als lebend festgestellt wurde, ermittelt werden. Eine dritte Möglichkeit besteht darin, daß der Patient am Ende eines Erfassungszeitraumes am Leben ist. Dies entspricht den Einteilungen in D, L und A aus dem Kap. „Die Darstellung der Endergebnisse" und liefert für jeden Patienten

Tabelle 4. Beispiel für Beobachtung von Überlebenszeiten während eines einjährigen Erfassungszeitraumes

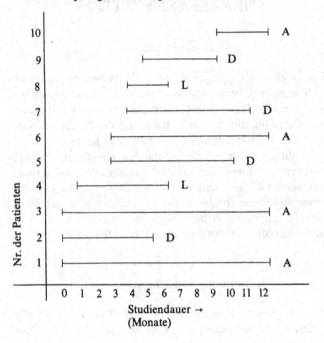

Studiendauer →
(Monate)

Tabelle 5. Überlebenszeiten (in Monaten)

Patient Nr.	Überlebenszeit	Art der Überlebenszeit
1	12	zensiert
2	5	echt
3	12	zensiert
4	5	zensiert
5	7	echt
6	9	zensiert
7	7	echt
8	2	zensiert
9	4	echt
10	3	zensiert

eine Überlebenszeit, entweder eine *echte* oder eine *zensier-te*. Das folgende in Tabelle 4 skizzierte Beispiel mag das illustrieren: Zu Beginn der Studie sind 3 Patienten vorhanden, weitere kommen im Laufe der Zeit dazu, einige scheiden durch Tod aus oder gehen verloren, am Ende eines Jahres sind noch 4 Patienten am Leben.

In Tabelle 5 sind die Überlebenszeiten der einzelnen Patienten aufgeführt, und es ist angegeben, ob es sich um eine echte oder eine zensierte Überlebenszeit handelt.

Der Übersicht halber ordnet man diese Zeiten der Größe nach und kennzeichnet die zensierten Zeiten mit einem hochgestellten Pluszeichen.

Tabelle 6. Geordnete Überlebenszeiten (zensierte mit $^+$)

$2^+, 3^+, 4, 5, 5^+, 7, 7, 9^+, 12^+, 12^+$

Haben echte und zensierte Überlebenszeiten den gleichen Wert (5 und 5^+), so wird der echte Wert zuerst aufgeführt.

Berechnung von Überlebenskurven

Die Methode von Kaplan-Meier

Aus Tabelle 6 kann man für die einzelnen echten Überlebenszeiten ablesen, wie viele Todesfälle sich nach genau dieser Zeitspanne ereigneten und wie viele Patienten diese Zeitspanne überlebten. In Tabelle 7 sind diese Angaben zusammengefaßt.

Es soll nun für irgendeine Zeitspanne t die Wahrscheinlichkeit berechnet werden, diese zu überleben, also die entsprechende Überlebensrate der Zeitspanne t. Diese bezeichnet man mit P(t). Sie berechnet sich als Produkt der

Tabelle 7. Anzahl Todesfälle/Anzahl Überlebende nach den echten Überlebenszeitspannen

Lfd. Nr. i	Zeitspanne (Monate) t_i	Anzahl Todesfälle d_i	Anzahl Überlebende s_i	Patienten „at risk" $n_i = d_i + s_i$
1	4	1	7	8
2	5	1	6	7
3	7	2	3	5

Quotienten s_i/n_i aller Zeitspannen t_i, die kleiner oder gleich t sind.

Zum Beispiel sei t = 6 (Monate); dann ist:

$$P(6) = \frac{7}{8} \cdot \frac{6}{7} = 0,75 \text{ oder für}$$

$$t = 12 \text{ ist } P(12) = \frac{7}{8} \cdot \frac{6}{7} \cdot \frac{3}{5} = 0,45.$$

Obwohl in diesen Berechnungen die zensierten Überlebenszeiten nicht mehr auftauchen, spielen sie dennoch eine Rolle. Findet zwischen zwei aufeinanderfolgenden Zeitspannen t_i und t_{i+1}, nach denen jeweils echte Todesfälle aufgetreten sind, keine Zensierung statt, so ist $s_i = n_{i+1}$. In der Tabelle gilt dies für die erste und zweite Zeitspanne. Fallen dagegen eine oder mehrere Zensierungen an, so wird n_{i+1} kleiner sein als s_i. In der Tabelle 7 sieht man diesen Unterschied zwischen der zweiten und dritten Zeitspanne.

Es ist noch zu vermerken, daß die Summe n_i die Anzahl Patienten angibt, die während der Zeitspanne t_i „unter Risiko" stehen, d. h. die dem Risiko ausgesetzt sind, nach der Zeitspanne t_i zu sterben.

Die oben vorgeführte Berechnung läßt sich mit der folgenden mathematischen Formel umschreiben:

$$P(t) = \prod_{\{i\,:\,t_i \leq t\}} \frac{s_i}{n_i}$$

Dabei steht das Zeichen Π für die Produktbildung, und $\{i : t_i \leqq t\}$ beschreibt die Menge von lfd. Nummern i, für welche das Produkt zu bilden ist, nämlich diejenigen, für welche $t_i \leqq t$ ist.

Es muß angemerkt werden, daß die Berechnung von P (12) hier eigentlich nicht angebracht ist. Man sieht leicht, daß P (7) den gleichen Wert wie P (12) ergeben würde. Der Grund, daß sich der Wert der Überlebenskurve bis $t = 12$ nicht weiter ändert, liegt darin, daß keine echten Überlebenszeiten größer als 7 Monate anfallen. Die Berechnungen von Werten der Überlebenskurve ist also nur für ein t bis zur größten echten Überlebenszeit sinnvoll.

Im vorgeführten Beispiel ist die gesamte Beobachtungsdauer höchstens ein Jahr. Für die hier diskutierten Feldstudien wird ein wesentlich längerer Beobachtungszeitraum vorgeschlagen. Er sollte mindestens so groß sein, daß auch für die 5-Jahres-Überlebensrate eine sinnvolle Schätzung möglich wird.

Die vorgeschlagene Methode für das Berechnen von Überlebenskurven trägt den Namen Kaplan-Meier-Methode [2]. Sie hat den Vorteil, daß in ihr alle detaillierten Informationen über die angefallenen Überlebenszeiten (echt oder zensiert) enthalten sind. Bei einer nicht allzu großen Anzahl von Patienten läßt sich die Methode gut von Hand durchrechnen. Für größere Datenmengen sollte die Hilfe eines nicht schwierig zu erstellenden Rechnerprogramms in Anspruch genommen werden.

Die Sterbetafel-Methode

Soll auch bei größeren Patientenmengen eine Berechnung der Überlebenskurve von Hand durchgeführt werden, so bietet sich die klassische Sterbetafelmethode an. Diese stellt eine Vergröberung der Kaplan-Meier-Methode dar, da nicht mehr die genauen Überlebenszeiten verwendet werden, sondern nur Informationen über die Anzahl von echten Todesfällen oder zensierten Beobachtungen in gewissen Zeitintervallen.

Sei der Beobachtungszeitraum eingeteilt in Intervalle t_0 bis t_1, t_1 bis t_2, ..., t_{i-1} bis t_i, ... Dabei ist $t_0 = 0$ und t_{i-1} bis t_i das i-te Intervall. Für jedes Intervall wird dann festgestellt bzw. berechnet:

l_i: Anzahl Lebender zu Beginn des i-ten Intervalls

d_i: Anzahl Gestorbener während des i-ten Intervalls

z_i: Anzahl zensierter Beobachtungen während des i-ten Intervalls (verlorengegangene Fälle, lebend Ausgeschiedene)

$n_i = l_i - (z_i/2)$: effektive Anzahl der dem Risiko des Sterbens ausgesetzten Patienten im i-ten Intervall. (Hier wird die Annahme gemacht, daß die in diesem Intervall ausgeschiedenen Fälle für die Hälfte des Intervalls dem Sterberisiko ausgesetzt waren.)

$q_i = 1 - (d_i/n_i)$: bedingte Überlebenswahrscheinlichkeit des i-ten Intervalls. (Damit ist die Wahrscheinlichkeit gemeint, dieses Intervall zu überleben, wenn man am Anfang des Intervalls gelebt hat.)

$P_i = q_1 \cdot q_2 \cdot ... \cdot q_i$: Überlebenswahrscheinlichkeit des Zeitpunktes t_i

Tabelle 8 gibt ein Beispiel für eine solche Berechnung (Patienten, die bis zu 11 Jahre beobachtet wurden).

Aus der letzten Spalte dieser Tabelle können die Werte der Überlebenskurve an den Intervallendpunkten abgelesen werden. So ergibt sich z. B. als 5-Jahres-Überlebensrate $P_5 = 0,476$.

Vertrauensintervalle für Überlebensraten

Die nach den vorgenannten Methoden berechneten Überlebensraten beziehen sich auf eine bestimmte Gruppe von

Tabelle 8. Beispiel zur Sterbetafelmethode

Nr.	Intervall	Lebende zu Beginn	Gestorbene	zensierte Fälle	effektive Anzahl	bed. Überlebenswahrscheinlichk.	Überlebenskurve
i	t_{i-1} bis t_i	l_i	d_i	z_i	n_i	q_i	P_i
1	0 – 1	1000	180	4	998	0,820	0,820
2	1 – 2	816	170	4	814	0,791	0,649
3	2 – 3	642	80	4	640	0,875	0,568
4	3 – 4	558	50	4	556	0,910	0,517
5	4 – 5	504	40	4	502	0,920	0,476
6	5 – 6	460	28	50	435	0,936	0,446
7	6 – 7	382	26	48	358	0,927	0,413
8	7 – 8	308	7	42	287	0,976	0,403
9	8 – 9	259	7	40	239	0,971	0,391
10	9 – 10	212	11	36	194	0,943	0,369
11	10 – 11	165		165			

Patienten. Die Resultate sind nur dann wertvoll, wenn sie
für eine größere Population, aus der die Gruppe von Patienten stammt, verallgemeinert werden können; dies setzt
vernünftig definierte Grenzen der Stichprobenschwankung
voraus. Wenn mehrere Gruppen oder Stichproben von
Patienten zufällig aus derselben Population entnommen
werden, werden die Überlebensraten jeder Stichprobe in-
folge der Zufallsschwankung einander nicht genau entsprechen. Solche Schwankungen können mit Hilfe der sogenannten Standardfehler berechnet werden. Es kann an-
genommen werden, daß die wahre Überlebensrate der ge-
samten Population in 95 von 100 Fällen innerhalb des Be-
reiches von zwei Standardfehlern auf jeder Seite der berechneten Rate für eine zufällige Stichprobe liegt ($\pm 2\,\sigma$).
Dieser Bereich wird das „95% Vertrauensintervall" ge-
nannt.

Kaplan-Meier-Methode

Der Standardfehler für den geschätzten Wert der Überlebensrate $P(t)$ – man bezeichnet diesen mit $SE(P(t))$ –
berechnet sich bei der Verwendung der Kaplan-Meier-Methode als

$$SE(P(t)) = \sqrt{P(t) \cdot \sum_{\{i\,:\,t_i \leq t\}} 1/n_i^2}$$

Dabei bedeutet Σ, daß $1/n_i^2$ für alle Nummern i, für die
$t_i \leq t$ gilt, aufzusummieren ist.

Im Beispiel aus Tabelle 7 ergibt sich

$$SE(P(6)) = \sqrt{0{,}75\,(1/64 + 1/49)} = 0{,}164$$

Damit ergibt sich für $P(6)$ ein 95% Vertrauensintervall
zwischen $0{,}75 - (2 \cdot 0{,}164)$ und $0{,}75 + (2 \cdot 0{,}164)$. Der rechte
Wert wird dabei größer als 1,0; andererseits stellt 1,0 aber
natürlicherweise eine obere Grenze dar, so daß dieser
Wert einzusetzen ist. Dieser Effekt wird hier dadurch verursacht, daß der Stichprobenumfang des diskutierten Bei-

spiels sehr klein ist. Mit wachsendem Stichprobenumfang wird der Standardfehler kleiner, somit das Vertrauensintervall enger, was eine erhöhte Präzision der Resultate bedeutet.

Sterbetafelmethode

In Anlehnung an die Bezeichnungen in Tabelle 7 berechnet sich der Standardfehler für ein P_i aus der letzten Spalte der Tabelle wie folgt:

$$SE\,(P_i) = \sqrt{P_i \cdot \sum_{j=1}^{i} \frac{1-q_j}{n_j\,q_j}}$$

D. h. der Ausdruck $(1 - q_j)/n_j\,q_j$ (berechnet aus den Werten der vorletzten und drittletzten Spalte von Tabelle 8) wird von der ersten bis zu i-ten Zeile aufsummiert, mit P_i multipliziert und daraus die Wurzel gezogen.

Für $t_i = 5$ finden wir $P_5 = 0{,}476$ und

$$SE\,(P_5) = \sqrt{0{,}476\,(0{,}180/998 \cdot 0{,}820 + 0{,}209/814 \cdot 0{,}791 + \ldots \\ \ldots + 0{,}080/502 \cdot 0{,}920) } = 0{,}023$$

somit ergibt sich für P_5 ein 95% Vertrauensintervall von $0{,}476 - (2 \cdot 0{,}023)$ bis $0{,}476 + (2 \cdot 0{,}023)$, also von 43,0% bis 52,2%.

Ein statistischer Test (Logrank-Test) zum Vergleich von Überlebenszeiten

Eine Möglichkeit, zwei Überlebenskurven statistisch miteinander zu vergleichen, sei in Anlehnung an die Kaplan-Meier-Schätzung für Überlebenskurven im folgenden kurz skizziert.

Neben den in Tabelle 3 gegebenen Daten einer ersten Gruppe mögen noch die folgenden Daten einer zweiten Gruppe vorliegen (Tabelle 9).

Tabelle 9. Überlebenszeiten einer zweiten Gruppe

$3, 4^+, 5, 6^+, 9, 10^+, 11, 11^+, 12^+, 14$

Man wirft nun die echten Überlebenszeiten beider Gruppen zusammen und geht sie der Reihe nach durch. Dabei stellt man für jede dieser Zeitspannen t_i fest, wie viele Patienten aus Gruppe 1 genau nach dieser Zeitspanne gestorben sind (d_{i1}), wie viele aus Gruppe 2 (d_{i2}), ebenso wie viele Patienten aus Gruppe 1 diese Zeitspanne überlebten (s_{i1}), wie viele aus Gruppe 2 (s_{i2}). Daraus lassen sich die folgenden Summen bilden:

$n_{i1} = d_{i1} + s_{i1}$ (Anzahl Patienten der Gruppe 1, die während der Zeitspanne t_i unter Risiko standen)

$n_{i2} = d_{i2} + s_{i2}$ (Anzahl Patienten der Gruppe 2, die ...)

$d_i = d_{i1} + d_{i2}$ (Gesamtzahl Todesfälle in beiden Gruppen nach genau der Zeitspanne t_i)

$s_i = s_{i1} + s_{i2}$ (Gesamtzahl Überlebender in beiden Gruppen der Zeitspanne t_i)

$n_i = n_{i1} + n_{i2}$ (Gesamtzahl Patienten unter Risiko während der Zeitspanne t_i)

Diese Zahlen lassen sich für jede echte Überlebenszeit t_i aus einer der beiden Gruppen in einer Tabelle der folgenden Gestalt zusammenfassen (Tabelle 10).

Unter der Hypothese, daß das Sterberisiko in beiden Gruppen zu jedem Zeitpunkt gleich ist, ist die erwartete Anzahl Todesfälle in Gruppe j ($j = 1,2$) nach der Zeitspanne t_i

$$e_{ij} = n_{ij} \frac{d_i}{n_i}$$

Tabelle 10. Zusammenstellung der Todesfälle/Überlebenden in beiden Gruppen nach Zeitspanne t_i

	Gruppe 1	Gruppe 2	Gesamt
t_i :	d_{i1}	d_{i2}	d_i
	s_{i1}	s_{i2}	s_i
	n_{i1}	n_{i2}	n_i

In jeder Gruppe j (j = 1, 2) summiert man dann über alle Zeitpunkte t_i (diese stammen von allen echten Überlebenszeiten aus beiden Gruppen) die d_{ij} und e_{ij} auf und erhält

$$e_j = \sum_i e_{ij} \quad \text{und} \quad d_j = \sum_i d_{ij} \quad (j = 1, 2).$$

Dabei ist d_j die beobachtete Anzahl Todesfälle in Gruppe j, e_j die unter der Hypothese, daß zu allen Zeiten in beiden Gruppen das Sterberisiko gleich ist, erwartete Anzahl von Todesfällen in Gruppe j (j = 1, 2).

Die Überprüfung, ob die erwarteten Anzahlen mehr als nur rein zufällig von den tatsächlichen Anzahlen abweichen, geschieht durch Berechnung von

$$z = \frac{(e_1 - d_1)^2}{e_1} + \frac{(e_2 - d_2)^2}{e_2}$$

Für das Beispiel der beiden oben angeführten Gruppen ergibt sich:

	Gruppe 1	Gruppe 2	Gesamt
$t_1 = 3$:	$d_{11} = 0$	$d_{12} = 1$	$d_1 = 1$
	$s_{11} = 9$	$s_{12} = 9$	$s_1 = 18$
	$n_{11} = 9$	$n_{12} = 10$	$n_1 = 19$
	$e_{11} = 0,47$	$e_{12} = 0,53$	

	Gruppe 1	Gruppe 2	Gesamt
$t_2 = 4$:	$d_{21} = 1$	$d_{22} = 0$	$d_2 = 1$
	$s_{21} = 7$	$s_{22} = 9$	$s_2 = 16$
	$n_{21} = 8$	$n_{22} = 9$	$n_2 = 17$
	$e_{21} = 0,47$	$e_{22} = 0,53$	
$t_3 = 5$:	1	1	2
	6	7	13
	7	8	15
	0,93	1,07	
$t_4 = 7$:	2	0	2
	3	6	9
	5	6	11
	0,91	1,09	
$t_5 = 9$:	0	1	1
	3	5	8
	3	6	9
	0,33	0,67	

	Gruppe 1	Gruppe 2	Gesamt
$t_6 = 11$:	0	1	1
	2	3	5
	2	4	6
	0,33	0,67	
$t_7 = 14$:	0	1	1
	0	0	0
	0	1	1
	0,0	1,0	

$$d_1 = 4 \qquad d_2 = 5$$
$$e_1 = 3,44 \qquad e_2 = 5,56$$
$$z = 0,15$$

Große Werte von z deuten auf einen Unterschied zwischen der beobachteten und erwarteten Anzahl Todesfälle hin, sprechen also gegen die Hypothese, daß in beiden Gruppen das Sterberisiko das gleiche ist; kleine Werte von z sprechen nicht gegen die Hypothese.

Als kritischen Wert für z kann man mit Methoden der Wahrscheinlichkeitsrechnung den Wert ermitteln, den z bei gleichem Sterberisiko in beiden Gruppen nur mit einer geringen Wahrscheinlichkeit (z. B. 5%) überschreiten würde. Ohne auf die näheren Hintergründe einzugehen (s. dazu den nächsten Abschn.), ist für das vorliegende Beispiel festzustellen, daß z sehr klein ist. Es kann also nicht gesichert davon gesprochen werden, daß sich die Überlebenszeiten in beiden Gruppen unterscheiden.

Schlußbemerkungen

Die bisherigen Ausführungen in diesem Kapitel haben gezeigt, daß es zur statistischen Bearbeitung von Überlebenszeiten effektvolle und gut fundierte Methoden gibt. Nicht immer kann von einem Kliniker eine sichere Beherrschung dieser Methoden erwartet werden. Es wäre daher zu begrüßen, wenn für die Planung und Auswertung zukünftiger Studien versierte Biostatistiker hinzugezogen würden. Sie könnten wertvolle Hilfestellungen bei der Dokumentation, Verarbeitung und Analyse des Datenmaterials leisten.

Für den statistisch geübteren Leser seien daher hier noch einige Bemerkungen, insbesondere über ergänzende Literatur, angefügt.

Im vorhergehenden Abschn. wurde der Logrank-Test als Zweistichprobenverfahren besprochen. Die Teststatistik z besitzt in diesem Fall eine Chiquadratverteilung mit einem Freiheitsgrad. Erweiterungen dieses Tests, der oft auch als Mantel-Haenszel-Test angesprochen wird, auf den Mehrstichprobenfall sind ohne weiteres möglich [3, 4, 5, 6, 7].

Bei dem üblicherweise umfangreichen Datenmaterial von Feldstudien bietet es sich an, die Abhängigkeit der Überlebenszeiten von verschiedenen Einflußgrößen gleichzeitig (Krankheitsstadium, Behandlung, Alter der Patienten, Geschlecht, etc.) zu studieren. Hierzu gibt es interessante Methoden der nichtparametrischen Regressionsanalyse mit dem „proportional hazard"-Modell von Cox [8]. Eine Übersicht über die damit verbundenen Möglichkeiten findet man bei Breslow [9]. In einer anderen Arbeit von Breslow [10] kann ein globaler, knapp abgefaßter Überblick über die Methoden zur statistischen Analyse von Überlebenszeiten gefunden werden.

Literatur

1. Peto, R., Pike, M. C., Armitage, P., Breslow, N. E., Cox, D. R., Howard, S. V., Mantel, N., McPherson, K., Peto, J., Smith, P. G.: Design and analysis of randomized clinical trials requiring prolonged observation of each patient. I. Introduction and design. Brit. J. Cancer *34,* 585 – 612. II. Analysis and examples. Brit. J. Cancer *35,* 1 – 37 (1976, 1977)

2. Kaplan, E. L., Meier, P.: Non-parametric estimation from incomplete observation. J. Amer. Statist. Assoc. *53,* 457 – 481 (1958)

3. Peto, R., Peto, J.: Asymptotically efficient rank invariant test procedures. J. Roy. Statist. Soc. A *135,* 185 – 206 (1972)

4. Peto, R.: Rank tests of maximal power against Lehman-type alternatives. Biometrika *59,* 472 – 475 (1972)

5. Peto, R., Pike, M. C.: Conservatism of the approximation $\Sigma \, (O - E)^2/E$ in the log rank test for survival data or tumor incidence data. Biometrics *29,* 579 – 583 (1973)

6. Mantel, N.: Evaluation of survival data and two new rank order statistics arising in its consideration. Cancer Chem. Reports *50,* 163 – 170 (1966)

7. Breslow, N.: A generalized Kruskal-Wallis test for comparing K samples subject to unequal patterns of censorship. Biometrika *57,* 579 – 594 (1970)

8. Cox, D. R.: Regression models and life tables (with discussion). J. Roy. Statist. Soc. B *34,* 187 – 220 (1972)

9. Breslow, N.: Analysis of survival data under the proportional hazard model. Int. Statis. Rev. *43,* 43 – 57 (1975)

10. Breslow, N.: Statistical methods for censored survival data. Technical Report No. 20, Department of Biostatistics, University of Washington, Seattle (1978)

Clinical Oncology
A Manual for Students and
Doctors
Edited under the auspices of
the International Union
Against Cancer
2nd., fully revised and en-
larged edition. 1978.
31 figures. XV, 304 pages
DM 29,–; US $ 16.00
ISBN 3-540-08868-7

Internistische Krebstherapie
Herausgeber: K.W. Brunner,
G.A. Nagel
Mit Beiträgen zahlreicher
Fachwissenschaftler
2., neubearbeitete Auflage
1979. 54 Abbildungen,
123 Tabellen. Etwa 590 Seiten
Gebunden DM 79,–;
US $ 43.50
ISBN 3-540-09214-5

**Krebsbehandlung als inter-
disziplinäre Aufgabe**
Beiträge des Wiener Arbeits-
kreises für Geschwulstbe-
handlung. Herausgeber:
K.H. Kärcher
Mit Beiträgen zahlreicher
Fachwissenschaftler
1975. 306 Abbildungen.
XIII, 930 Seiten
Gebunden DM 168,–;
US $ 92.40
ISBN 3-540-06881-3

**Standardisierte Krebs-
behandlung**
Herausgeber: G. Ott,
H. Kuttig, P. Drings
1974. 32 Abbildungen, 18 Ta-
bellen. IX, 305 Seiten
Gebunden DM 44,–;
US $ 24.20
ISBN 3-540-06893-7

Strahlentherapie
Radiologische Onkologie
Herausgeber: E. Scherer
Unter Mitarbeit zahlreicher
Fachwissenschaftler
1976. 272 Abbildungen,
107 Tabellen. XXII,
800 Seiten
Gebunden DM 160,–;
US $ 88.00
ISBN 3-540-07772-3

**Tumor-Histologie-Schlüssel
ICD-O-DA**
International Classification of
Diseases for Oncology
Deutsche Ausgabe
Herausgeber: W. Jacob,
D. Scheida, F. Wingert,
Im Auftrage des deutsch-
sprachigen TNM-Komitees
und unter Mitarbeit von
R.P. Baumann, K. Lennert,
W. Piotrowski, G. Posner,
G. Seifert, B. Spiessl,
O. Stochdorph, H. Tulinius,
G. Wagner, K.H. Wurster
1978. XXII, 171 Seiten
DM 32,–; US $ 17.60
ISBN 3-540-08230-1

Preisänderungen vorbehalten

**Springer-Verlag
Berlin
Heidelberg
New York**

Cancer in Children
Clinical Management. Union International Contre le Cancer/International Union Against Cancer
Editors: H.J.G. Bloom, J. Lemerle. M.K. Neidhardt, P.A. Voûte
1975. 121 figures, 70 tables. XII, 317 pages
DM 36,–; US $ 19.80
ISBN 3-540-07261-6
Distribution rights for Japan: Maruzen Co. Ltd., Tokyo

Recent Results in Cancer Research
Fortschritte der Krebs-forschung
Progrès dans les recherches sur le cancer
Editor in Chief: P. Rentchnick

Volume 13
Tumours in Children
Editors: H.B. Marsden, J.K. Steward
2nd revised and enlarged edition. 1976. 295 figures, 119 tables. XVI, 500 pages
Cloth DM 92,–; US $ 50.60
ISBN 3-540-07632-8

Volume 59
Selective Heat Sensitivity of Cancer Cells
Editors: A. Rossi-Fanelli, R. Cavaliere, B. Mondovi, G. Moricca

1977. 99 figures, 24 tables. XII, 189 pages
Cloth DM 60,–; US $ 33.00
ISBN 3-540-07973-4

Volume 62
Tactics and Strategy in Cancer Treatment
Editor: G. Mathé
1977. 75 figures, 92 tables. XV, 219 pages
Cloth DM 68,–; US $ 37.40
ISBN 3-540-08415-0

Volume 63
Antitumor Antibiotics
Editors: S.K. Carter, H. Umezawa, J. Douros, Y. Sakurai
1978. 111 figures, 210 tables. IX, 303 pages
Cloth DM 85,–; US $ 46.80
ISBN 3-540-08624-2

Preisänderungen vorbehalten

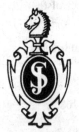

Springer-Verlag Berlin Heidelberg New York